静脉血栓栓塞症防治护理指南

Nursing Guide for Prevention and
Treatment of Venous Thromboembolism

○ 主　审　景在平　辛世杰　陆小英

○ 主　编　李海燕　张玲娟　陆清声

○ 副主编　钱火红　杨　昱　李　燕　虞　奋

人民卫生出版社
·北京·

图书在版编目（CIP）数据

静脉血栓栓塞症防治护理指南/李海燕，张玲娟，
陆清声主编. —北京：人民卫生出版社，2021.1（2024.3重印）

ISBN 978-7-117-31191-5

Ⅰ.①静… Ⅱ.①李…②张…③陆… Ⅲ.①静脉疾
病-血栓栓塞-防治-指南②静脉疾病-血栓栓塞-护理
-指南 Ⅳ.①R543.6-62②R473.5-62

中国版本图书馆 CIP 数据核字（2021）第 019334 号

人卫智网	www.ipmph.com	医学教育、学术、考试、健康， 购书智慧智能综合服务平台
人卫官网	www.pmph.com	人卫官方资讯发布平台

静脉血栓栓塞症防治护理指南

Jingmai Xueshuan Shuansezheng Fangzhi Huli Zhinan

主　　编：李海燕　张玲娟　陆清声
出版发行：人民卫生出版社（中继线 010-59780011）
地　　址：北京市朝阳区潘家园南里 19 号
邮　　编：100021
E - mail：pmph @ pmph.com
购书热线：010-59787592　010-59787584　010-65264830
印　　刷：保定市中画美凯印刷有限公司
经　　销：新华书店
开　　本：710×1000　1/16　印张：10
字　　数：196 千字
版　　次：2021 年 1 月第 1 版
印　　次：2024 年 3 月第 6 次印刷
标准书号：ISBN 978-7-117-31191-5
定　　价：85.00 元

打击盗版举报电话：010-59787491　E-mail：WQ @ pmph.com
质量问题联系电话：010-59787234　E-mail：zhiliang @ pmph.com

编 者 （按姓氏笔画排序）

于黎明　西安医学院附属西安大兴医院

王　汇　上海长海医院

王小艺　上海长海医院

王金萍　上海长海医院

王筱慧　上海长海医院

牛婷婷　上海长海医院

甘丽芬　上海长海医院

成　咏　上海交通大学医学院附属第九人民医院

吕桂芬　上海长海医院

朱国献　深圳市第二人民医院

刘广钦　上海长海医院

刘丽萍　重庆医科大学附属第一医院

刘浩怡　上海长海医院

齐加新　山东省立医院

许秀芳　《介入放射学杂志》编辑部

李　蓉　上海长海医院

李　燕　南京医科大学附属南京医院

李松华　上海长海医院

李海燕　上海长海医院

杨　昱　中国医科大学附属第一医院

肖　瑛　上海长海医院虹口院区

吴　红　上海长海医院

张　闯　上海长海医院

张玲娟　上海长海医院

陆清声　上海长海医院

陈　静　上海长海医院

范益生　上海长海医院

林　梅　首都医科大学附属北京安贞医院

周　瑾　北京中日友好医院

周兰姝　海军军医大学

周茹珍　上海长海医院

胡　敏　上海长海医院

钱火红　上海长海医院

郭淑芸　河北医科大学第二医院

唐淑慧　上海长海医院虹口院区

黄建业　上海长海医院

黄菲菲　上海长海医院

梁爱琼　中国人民解放军南部战区总医院

彭春雪　上海长海医院

董艳芬　中国人民解放军总医院第一医学中心

植艳茹　上海长海医院

喻　英　山西白求恩医院

傅利勤　上海长海医院

曾梦容　上海长海医院

虞　奋　上海中山医院

魏诗芳　上海长海医院

秘　书　植艳茹

序

　　静脉血栓栓塞症（venous thromboembolism，VTE）被称为"沉默的杀手"，在全球范围内具有较高的发病率和致死率，严重威胁人类的健康。2014 年 3 月，国际血栓与止血学会（International Society on Thrombosis and Haemostasis，ISTH）宣布将"细胞病理学之父"Rudolf Virchow 的生日，即每年 10 月 13 日作为"世界血栓日"，以增强医院和公众对于 VTE 防治的认知度、关注度，降低院内外 VTE 的发生率。

　　随着对血栓防治工作的重视，国内外各类权威组织和机构陆续颁布血栓防治相关指南、专家共识等，为临床 VTE 的防治提供了证据，促进院内血栓防治体系的建立和完善，做到早期发现、及时预防、正确治疗。同样，对 VTE 的护理也提出了更高的要求。作为新时代的护理人员，不仅要全面掌握专科知识和技能，更重要的是在繁忙的工作中善于思考，深入研究，把每一项护理工作当做科学研究来做，那我们的护理将会更上一层楼。我很感慨血管外科的护士们、护理骨干们在繁忙的临床工作中并没有忽视对 VTE 防治的关注，积极阅读国内外相关指南，开展血栓防治的相关研究，推动了 VTE 防治护理工作的进步。去年，海燕就向我提出编写《静脉血栓栓塞症防治护理指南》的想法，我非常赞同，这对于指导临床 VTE 诊治与护理将具有非常重要的意义。我相信它能够为全国各级医院 VTE 防治提供参考依据，是一本值得临床医生和护士阅读的好书。

　　衷心感谢各位编者的辛勤付出！衷心感谢在海燕身边支持、帮助她的护理专家们、姐妹们，相信血管外科护理事业在你们的勤奋努力和执著追求下，一定会更加美好！

景在平

2020 年 11 月

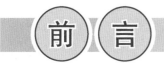

前言

静脉血栓栓塞症(venous thromboembolism,VTE)是外科术后常见并发症和医院内非预期死亡的重要危险因素,也是恶性肿瘤患者的第二大死亡原因。2018年10月13日世界血栓日当天,国家卫生健康委员会启动全国肺栓塞和深静脉血栓形成防治能力建设项目,以规范我国肺栓塞与深静脉血栓形成的预防、诊断与治疗,提高医疗质量,进一步提升住院患者的医疗安全。

护士是患者病情的观察者和健康教育的实施者,在VTE的预防和诊治工作中扮演着非常重要的角色。目前,国际上有大量的VTE防治医疗指南,而护理指南却非常有限;在中国,虽然部分活跃在临床一线的护理骨干们进行过相关研究,但缺乏一本可以指导临床护理实践、适应现代医学和护理学不断发展的相关护理专著。作为一名血管外科的高年资护士长,我也一直在深深思索,我究竟能为静脉血栓栓塞症防治工作做点什么。于是,在景在平教授的鼓励下,在我的导师张玲娟教授的指导下,在多位医疗和护理专家的大力支持和共同参与下,我们花了半年多的时间来编写《静脉血栓栓塞症防治护理指南》一书。希望本书可以为全国各大医院在开展VTE防治的各项护理工作提供参考和帮助,为规范我国肺栓塞与深静脉血栓形成的防治、临床护理、护理管理等工作尽微薄之力!

本书根据国内外指南、专家共识以及我国临床需求,从VTE概念、风险评估、预防、治疗、护理及管理等方面进行了系统阐述,内容全面,贴近临床。该书还包含血栓高风险防治典型案例分析、血栓防治专科护理操作视频、条理清晰的流程图等,有利于帮助临床护士掌握疾病的护理要点。

感谢各位编者和审稿专家对本书的大力支持!对血管专业护理工作的指导和帮助!由于时间仓促,本书可能还存在一些不足之处,敬请各位读者批评指正,并将问题发送到邮箱:lhy@xueguan.net。

李海燕

2020年11月

目 录

第一章　概述 ·· 1
　第一节　下肢深静脉血栓形成 ·· 1
　第二节　肺血栓栓塞症 ·· 6

第二章　静脉血栓栓塞症防治管理体系建设 ······························ 10

第三章　静脉血栓栓塞症风险评估 ·· 17
　第一节　血栓风险评估 ·· 17
　第二节　出血风险评估 ·· 26

第四章　静脉血栓栓塞症的预防 ·· 29
　第一节　基础预防 ·· 29
　第二节　物理预防 ·· 32
　第三节　药物预防 ·· 41

第五章　静脉血栓栓塞症的诊治与护理 ···································· 57
　第一节　下肢深静脉血栓形成的诊治与护理 ······················ 57
　第二节　肺血栓栓塞症的诊治与护理 ···························· 70

第六章　静脉血栓栓塞症防治护理质量管理 ······························ 77
　第一节　静脉血栓栓塞症防治护理操作流程和考评标准 ······· 77
　第二节　静脉血栓栓塞症预防护理质量考评表 ················· 83
　第三节　静脉血栓栓塞症防治护理措施记录单 ················· 86
　第四节　静脉血栓栓塞症护理工作规范 ····················· 88
　第五节　静脉血栓栓塞症患者护理应急预案 ················· 95
　第六节　静脉血栓栓塞症护理会诊记录单 ··················· 98
　第七节　静脉血栓栓塞症患者出院随访记录表 ··············· 99

第八节　静脉血栓栓塞症防治不良反应记录单 ························· 100

第九节　其他质量管理评价依据 ································· 101

第七章　静脉血栓栓塞症防治案例解析 104

案例 1　腰椎管狭窄症 ································· 104

案例 2　右股骨远端骨不连 ································· 106

案例 3　膝关节骨性关节炎 ································· 107

案例 4　蛛网膜下腔出血 ································· 110

案例 5　脑梗死 ································· 112

案例 6　直肠癌 ································· 114

案例 7　乙状结肠癌 ································· 116

案例 8　大肠癌 ································· 118

案例 9　胰体尾恶性肿瘤 ································· 120

案例 10　乳腺癌 ································· 122

案例 11　胃占位 ································· 124

案例 12　腹主动脉瘤 ································· 126

案例 13　妊娠合并子宫肌瘤 ································· 128

案例 14　子宫腺肌病 ································· 130

案例 15　左肾肿瘤 ································· 132

案例 16　下肢深静脉血栓形成 ································· 134

案例 17　肺血栓栓塞症 ································· 136

主要参考文献 ································· 140

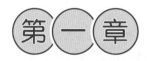

概　述

静脉血栓栓塞症（venous thromboembolism，VTE）是一种由于静脉内血栓形成而引起静脉阻塞性回流障碍及其一系列相关病理生理改变的潜在致死性疾病，包括深静脉血栓形成（deep vein thrombosis，DVT）和肺血栓栓塞症（pulmonary thromboembolism，PTE）。研究表明，VTE 是外科术后常见并发症和医院内非预期死亡的重要危险因素之一，也是恶性肿瘤患者的第二大死亡原因。DVT 一旦发生，深静脉内的血栓脱落后可随血液循环到达肺动脉，并堵塞肺动脉引起 PTE 的发生，严重者可在 1~2h 内死亡，经过危险期的患者仍然存在致死性 PTE 复发的风险。

VTE 起病隐匿，大约80%的 VTE 患者无临床症状，仅通过影像学手段才能发现。在美国，VTE 年发病率为108/10 万，每年有90 万例 VTE 发生。多位学者研究表明，我国 VTE 的发生率与美国相当。虽然 VTE 具有致死率高、部分人群发生率高的特点，但仍是可预防的。临床研究显示，合理的预防措施可使 DVT 的发生风险降低50%~60%，PTE 的发生风险降低近2/3。因此，正确评估、早期预防、规范诊疗和护理，对预防 VTE 的发生及降低患者死亡率至关重要。

各种血栓风险评估工具的来源、发展、临床应用，VTE 预防措施，即基础预防、物理预防和药物预防的使用方法、注意事项等，各临床科室 VTE 患者如何护理等内容，本书中均有详细介绍，希望各位读者能够有所收获。

第一节　下肢深静脉血栓形成

一、概念

深静脉血栓形成（deep vein thrombosis，DVT）是血液在深静脉内不正常凝结引起的静脉回流障碍性疾病，多发生于左下肢。患者表现为下肢肿胀、疼痛甚至功能障碍，慢性期可出现血栓后综合征（post-thrombotic syndrome，PTS），另外，深静脉内血栓脱落可引起 PTE 的发生。

二、病因及发病机制

1856 年 Virchow 提出的静脉内膜损伤、血流速度缓慢和血液高凝状态仍被公认为是导致血栓形成的三大因素。

1. 静脉内膜损伤　完整的静脉内膜是防止血栓形成的前提。静脉内膜因手术、创伤或长期反复注射药物等原因遭到破坏,内膜下胶原暴露,导致血小板黏附并发生聚集和释放反应,释放的生物活性物质可使血小板进一步聚集,形成血小板血栓。另外,内膜下的胶原可激活凝血因子Ⅻ,启动内源性凝血系统,血管壁损伤释放的组织因子,可启动外源性凝血系统,两者均可使血液中大量的纤维蛋白形成网络样结构,导致血栓形成。

2. 血流速度缓慢　静脉血流缓慢增加了激活的血小板和凝血因子与静脉壁接触的时间,容易引起血小板和凝血因子的聚集,导致血栓形成。静脉瓣膜的瓣窝内血流缓慢,易产生涡流,是血栓形成的主要部位。而在解剖方面,左髂总静脉受到右髂总动脉的长期骑跨压迫(图 1-1)及其搏动所产生的机械作用,导致左髂总静脉受到不同程度的压迫,易造成远侧静脉回流障碍而发生血栓(Cockett 综合征)。

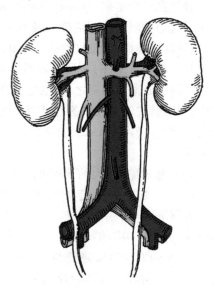

图 1-1　右髂总动脉骑跨压迫左髂总静脉

3. 血液高凝状态　血液在高凝状态下,凝血活性增强,血液中促聚集、促凝因子均增加,而抗聚集、抗凝和纤溶机制受损,血小板形态改变,黏附性和对各种聚集诱导剂的反应增强,释放产物浓度增高,易导致血栓形成。

三、危险因素

1. 高龄　高龄患者体液量减少,渴觉中枢敏感性降低,往往自觉口渴时体内已有相当多的液体缺失。此外,高龄人群运动量相对较少,体内凝血系统等功能衰退,自发纤溶能力下降,加之合并高脂血症、高血糖、肥胖等危险因素,DVT 发生概率明显增加。

2. 卧床、制动　长期卧床、制动的患者,因小腿肌肉泵作用减弱,下肢静脉血回流速度明显减慢,从而增加了发生血栓的风险。

3. 外科手术　外科手术的类型、时间、体位,手术中静脉血管的损伤,患者有无合并危险因素,术后运动及制动情况,围手术期体内溶栓系统是否正常等因素,均将影响 DVT 的发生率。

4. **恶性肿瘤** 恶性肿瘤可以释放促凝物质,提高血液凝血因子的活性,导致凝血因子水平、纤维蛋白原及其降解产物增高、血小板增加、凝血抑制因子(如蛋白 S、蛋白 C、抗血小板因子)减少等。

5. **创伤** 创伤会引起神经系统和内分泌系统的应激性变化及血液高凝状态。创伤严重程度,低体温状态,是否需要大量输血及应用止血药物,手术治疗,肢体制动等都与 DVT 的发生率有关。

6. **原发性血液高凝状态** 基因突变或遗传性抗凝物质缺陷的患者,如因子 VLeiden 突变、高同型半胱氨酸血症、蛋白 C 缺乏、蛋白 S 缺乏等,其血液处于高凝状态。此外,肝素诱发的血小板缺失/血栓形成综合征、狼疮抗凝/抗磷脂抗体综合征以及血小板异常激活等,都是促使 DVT 发生的重要因素。

7. **妊娠** 妊娠期雌激素水平升高,而雌激素会促进肝脏产生各种凝血因子,妊娠末期血液中纤维蛋白原及许多凝血因子的增加,增大的子宫逐渐压迫髂静脉,肢体主动、被动活动不足等,均使妊娠期妇女 DVT 发生率增加。进行剖宫产的妇女,产后还将叠加外科手术这一危险因素。

8. **口服避孕药和激素治疗** 服用避孕药易引发血栓的原因可能与凝血因子 V 变异有关,变异的凝血因子 V 会降低蛋白 C 的抗凝作用。雌激素可使血液黏稠度增加,提高血液纤维蛋白原、血浆凝血因子 Ⅶ 和 X 的浓度,增加血小板的黏附和聚集等,故雌激素可增加血栓形成的危险性。

四、下肢静脉解剖

下肢静脉主要包括下肢浅静脉、下肢深静脉和交通静脉等。

1. **下肢浅静脉** 主要包括大隐静脉和小隐静脉。

(1) 大隐静脉(图 1-2):是全身最长的静脉,包括股内侧浅静脉、股外侧浅静脉、阴部外静脉、腹壁浅静脉和旋髂浅静脉 5 条属支,主要收集足、小腿和大腿的内侧部以及大腿前部浅层结构的静脉血。大隐静脉在足内侧缘起自足背静脉弓,经内踝前方,沿小腿内侧面、膝关节内后方、大腿内侧面上行,至耻骨结节外下方 3~4cm 处穿阔筋膜的隐静脉裂孔,注入股静脉。

(2) 小隐静脉(图 1-3):小隐静脉主要收集足外侧部和小腿后部浅层结构的静脉血。小隐静脉在足外侧缘起自足背静脉弓,经外踝后方,沿小腿后面上行,至腘窝下角处穿深筋膜,再经腓肠肌两头之间上行,注入腘静脉。

2. **下肢深静脉** 足和小腿的深静脉与同名动脉伴行,均为两条。胫前静脉和胫后静脉汇合成腘静脉。腘静脉穿收腹肌腱裂孔移行为股静脉。股静脉伴股动脉上行,经腹股沟韧带后方续为髂外静脉。股静脉接受大隐静脉和与股动脉分支伴行的静脉,股静脉在腹股沟韧带的稍下方位于股动脉内侧。

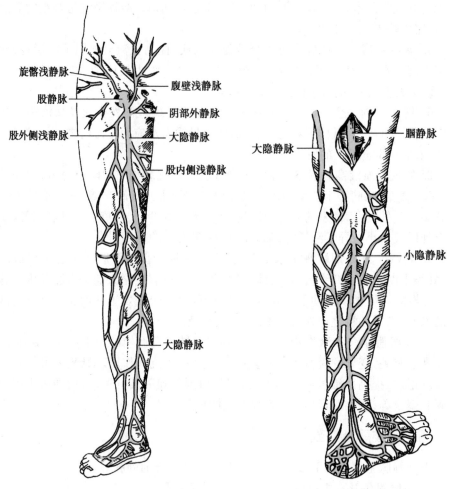

图 1-2　大隐静脉及其属支　　　　　图 1-3　小隐静脉及其属支

3. 交通静脉　也叫交通支,是连接下肢深、浅静脉的通道。下肢浅静脉的血液可以通过交通静脉流入深静脉。交通静脉内也有静脉瓣膜,使静脉血经浅静脉向深静脉方向流动。当交通静脉的瓣膜功能异常时,深静脉内的血液就会逆向流入浅静脉,使浅静脉压力增高。

五、临床分型和分期

1. DVT 的临床分型(图 1-4)

(1) 按部位分:①中央型:髂-股静脉血栓形成;②周围型:腓肠肌静脉丛,即腘静脉及小腿深静脉血栓形成;③混合型:全下肢深静脉血栓形成。

(2) 按严重程度分:①常见型 DVT;②重症 DVT:包括股青肿(下肢深静脉严重淤血)和股白肿(伴有下肢动脉持续痉挛)。

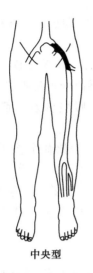 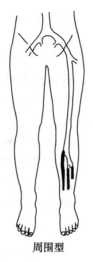 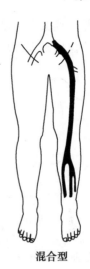

中央型　　　　　　　　　周围型　　　　　　　　　混合型

图 1-4　DVT 分型

2. DVT 的临床分期（按发病时间）　①急性期:发病 14d 以内;②亚急性期:发病 15~30d;③慢性期:发病 30d 以后;④后遗症期:一般认为,急性 DVT 3~6 个月后,进入后遗症期,可出现 PTS;⑤慢性期或后遗症期急性发作:在慢性期或后遗症期基础上 DVT 再次急性发作。

六、临床表现

当静脉血栓形成后,不仅会阻塞静脉管腔,造成静脉血液回流障碍,还会刺激血管壁及其周围组织发生炎症反应。根据病变部位不同,可有不同的临床表现,主要表现在下肢肿胀、疼痛等。

1. 肢体肿胀　大多数患者表现为单侧下肢肿胀,尤其是左下肢。下肢肿胀程度因静脉闭塞的程度和范围而定。当血栓阻塞下肢主干静脉时,可迅速引起静脉回流障碍,出现明显肿胀,但当血栓阻塞深部小静脉时,肿胀往往不易发现。膝关节以下的肿胀提示血栓累及腘或股浅静脉,整个下肢肿胀则表明髂-股静脉血栓形成。下肢病变多始于腓肠肌静脉丛或髂-股静脉;除部分血栓可能被溶解或局限于发病部位外,其余的血栓可能向近、远侧蔓延累及整个深静脉的主干,而表现为下肢肿胀严重。另外,双下肢周径的测量常有助于判断肿胀的程度。

2. 疼痛　疼痛是较早出现的症状,主要因形成的血栓激发静脉壁形成炎症反应和血栓形成后使远端静脉急剧扩张,刺激血管壁内神经末梢感受器导致的持续性疼痛。疼痛多出现在小腿腓肠肌、大腿或腹股沟等区域,但不会表现为足或趾的疼痛。疼痛的程度因血栓形成的范围、炎症反应的轻重程度和个体对疼痛的敏感度不同而存在差异,大多数患者表现为下肢疼痛、疼痛性痉挛或紧张感,活动后加剧,而卧床休息或抬高患肢后可缓解。一般情况下,疼痛出现后会逐渐加重,并持续数天。部分患者可呈 Homans 征阳性,即足向背屈(图 1-5)使腓肠肌紧张时,可激发疼痛。

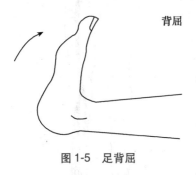

背屈

图 1-5 足背屈

3. 浅静脉曲张 是下肢 DVT 后的继发性代偿表现。如果血栓累及髂-股静脉,可造成明显的下腹部、腹股沟及下肢的浅静脉曲张。

4. 全身反应 静脉血栓形成后,均会引起不同程度的全身反应,包括体温升高、脉率增快、白细胞计数增多等。但体温升高一般不超过 38.5℃,白细胞总数不超过 10×10^9/L。

5. 股青肿和股白肿

(1)股青肿(phlegmasia cerulean dolens):下肢 DVT 广泛累及肌肉静脉丛时,由于髂-股静脉及其侧支全部被血栓阻塞,组织张力极度增高,导致下肢动脉痉挛,肢体缺血甚至坏死。临床上表现为疼痛剧烈,患肢皮肤发亮,伴有水疱或血疱,皮色呈青紫色,称为疼痛性股青肿,常伴有动脉痉挛,下肢动脉搏动减弱或消失,皮温降低,进而发生高度循环障碍。患者全身反应强烈,伴有高热、精神萎靡,易出现休克表现及下肢湿性坏疽。

(2)股白肿(phlegmasia alba dolens):当下肢深静脉急性栓塞时,下肢水肿在数小时内达到最高程度,肿胀呈可凹陷性及高张力,阻塞主要发生在股静脉内。当合并感染时,刺激动脉持续痉挛,可见全肢肿胀、皮肤苍白及皮下网状的小静脉扩张,称为疼痛性股白肿。

6. 并发症

(1)PTE:下肢 DVT 患者血栓脱落可引起 PTE,导致气体交换障碍、肺动脉高压、右心功能不全,严重者会出现呼吸困难、休克甚至死亡(详见本章第二节)。

(2)PTS:DVT 慢性期可发展为 PTS,出现慢性下肢深静脉瓣膜功能不全的表现,包括患肢沉重、胀痛、静脉曲张、皮肤瘙痒、色素沉着、湿疹等,严重者出现下肢的高度肿胀、脂性硬皮病、经久不愈的溃疡等。

(李 蓉)

第二节 肺血栓栓塞症

一、概念

肺血栓栓塞症(pulmonary thromboembolism,PTE)是指来自静脉系统或右心的血栓阻塞肺动脉或其分支所致疾病,以肺循环(含右心)和呼吸功能障碍为主要临床表现和病理生理特征,是最常见的肺栓塞(pulmonary embolism,PE)类型。PE 是以各种栓子阻塞肺动脉或其分支为其发病原因的一组疾病或临床综合征的总称,包括 PTE、脂肪栓塞综合征、羊水栓塞、空气栓塞、肿瘤栓塞等。

二、肺循环与体循环

血液在心脏的作用下按一定的方向流动,循环不已,称为血液循环。根据血液在体内循环路径的不同把血液循环分为体循环和肺循环(图 1-6),两者互相连接,构成完整的循环系统。下肢静脉或其他静脉栓子形成后,随血流通过上/下腔静脉,进入右心房、右心室,接着进入肺动脉,由于进行气体交换的肺毛细血管管腔狭小,栓子无法通过,导致毛细血管堵塞,引起 PTE。

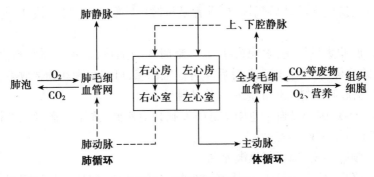

图 1-6　肺循环与体循环

三、病因和诱发因素

1. **静脉血栓形成**　引起 PTE 的血栓主要来自 DVT,其中大部分来自下肢 DVT,故静脉血栓形成的病因,在很大程度上也是发生 PTE 的病因(详见本章第一节)。

2. **心肺疾病**　慢性心肺疾病是 PTE 的主要危险因素,25% ~ 50% 的 PTE 患者同时存在心肺疾病。

3. **肿瘤**　恶性肿瘤是 PTE 的高危因素。恶性肿瘤患者循环中存在组织凝血活酶,而肿瘤细胞可能产生激活凝血系统的物质,如组蛋白、组蛋白酶和黄白酶等,可促发血液凝固机制,导致 PTE 的发生。

4. **其他**　肥胖、高龄、长期口服避孕药等,也是 PTE 的危险因素。

四、分型

根据发病持续时间和血栓栓塞面积的不同,可以分为:急性小块 PTE(呼吸困难伴或不伴有胸痛或咯血)、急性大块 PTE(血流动力学不稳定)、亚急性大块 PTE(假性心衰或无痛性肺炎)和慢性血栓栓塞性肺动脉高压(慢性进行性呼吸困难)。

五、临床表现

1. **症状**　缺少特异性临床表现,症状主要取决于栓子的大小、数量、栓塞的部位及患者是否存在心、肺等器官基础疾病。较小栓子可能无任何临床症状。较大栓子可引起呼吸困难、发绀、晕厥、猝死等。PTE 引起肺梗死时,临床上可出现"肺梗死三联征",即胸痛、咯血、呼吸困难。

(1) 呼吸困难和气促:是最常见的症状,可以发生在 PTE 发病后数分钟内,轻者呈过度换气和活动后气短,严重者呈持续性呼吸困难,呼吸浅快,每分钟可达 40~50 次。

(2) 胸膜炎性胸痛:表现为呼吸、咳嗽时胸痛加重,提示小周围肺栓塞或肺梗死;心绞痛样疼痛,表现为胸骨后非对称压榨感,可向肩胛和颈部放射,提示大血管栓塞引起肺动脉急性扩张和冠状动脉缺血。

(3) 晕厥:因心排血量急剧降低引发脑缺血所致,提示大血管急性栓塞,可为急性 PTE 唯一或首发症状。

(4) 烦躁不安、惊恐甚至濒死感。

(5) 咯血:常为小量咯血,大咯血少见,为鲜红色,数日后变为暗红色,提示肺梗死。

(6) 咳嗽。

(7) 心悸。

2. **体征**　主要表现为呼吸系统和循环系统体征。

(1) 呼吸急促:呼吸频率增加(>20 次/min),是最常见的体征。

(2) 心率加快(>90 次/min)。

(3) 严重时出现血压下降甚至休克。出现低血压时,通常提示大块 PTE。

(4) 发绀:发生率 11%~35%。

(5) 发热:多为低热,可持续一周左右,也可发生高热,达 38.5℃以上。发热可因肺梗死或肺出血、肺不张或附加感染等引起,也可由血栓性静脉炎导致。

(6) 颈静脉充盈或异常搏动,提示右心负荷增加。

(7) 下肢静脉检查发现一侧下肢周径较对侧增加超过 1cm,或下肢静脉曲张,应高度怀疑 VTE。

（8）肺部听诊可闻及湿啰音及哮鸣音,还可伴有胸腔积液等。肺动脉瓣区可闻及第二心音亢进或分裂,三尖瓣区可闻及收缩期杂音。

（9）PTE 致急性右心负荷加重,可出现肝脏增大、肝颈静脉反流征和下肢水肿等右心衰竭的体征。

（李 蓉）

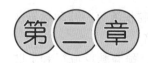

第二章

静脉血栓栓塞症防治
管理体系建设

住院患者 VTE 的防治是全院性质的工作,必须在全院范围内建立防治管理体系,才能有效提升医院 VTE 的预防、诊断和治疗水平,规范 VTE 临床管理,进一步提高医疗质量,保障患者安全。

一、院内 VTE 综合防治管理体系

VTE 防治管理体系由医院防治管理组、医院防治专家组和科室防治小组组成(图 2-1),覆盖医院运行管理的不同层面,各个管理组在全院 VTE 防治管理体系中履行各自相应的职责。

1. **医院 VTE 防治管理组**　以分管医疗副院长为组长,医务处、质管科、护理处及相关职能科室负责人为主要成员。职责包含:①建立并完善院内 VTE 防治管理体系、风险评估和执行流程;②根据行业标准和国内外指南,组织制定院内 VTE 防治方案,并动态更新完善;③组织院内 VTE 防治专家组开展临床防治工作;④组织医护人员 VTE 防治知识培训,强化防范意识和规范化管理能力;⑤组织院内 VTE 防治工作的协调、督查、分析、评价、反馈,并持续改进。

2. **医院 VTE 防治专家组**　组建以血管外科和呼吸内科为主体,VTE 高风险科室如骨科、普外科、泌尿外科、心血管外科、胸外科、神经外科、神经内科、妇产科、肿瘤科、重症医学科、超声科、影像科等临床多学科参与的院内 VTE 综合防治专家组。职责包含:①参与院内 VTE 防治方案的论证、修订和流程改进等工作;②组织医护人员开展 VTE 防治相关专科知识培训和患者宣教;③推进住院患者 VTE 防治,建立 VTE 患者会诊、转诊、抢救工作机制;④协同开展 VTE 病例分析、质量监督和持续改进。

3. **科室防治小组**　成立临床科室 VTE 防治小组,由科主任任组长,主诊医师、质量督导员、护士长为组员,协同做好 VTE 评估和防治工作。职责包含:①制定并落实专科 VTE 防治管理实施方案;②组织开展专科 VTE 相关知识培训和患者教育;③落实专科 VTE 防治质量管理,定期分析 VTE 病例,总结经验,不断提升防治意识、能力和水平。

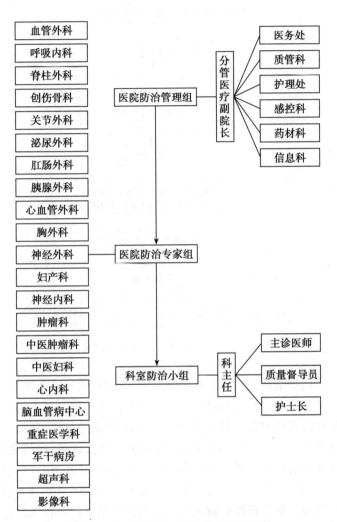

图 2-1　院内 VTE 综合防治管理体系架构

二、住院患者 VTE 防治流程

住院患者 VTE 防治流程见图 2-2。

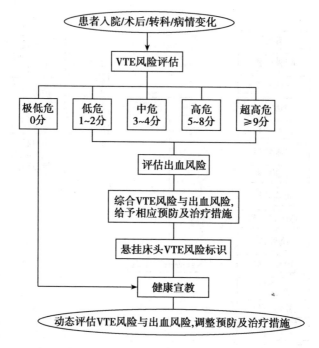

图 2-2　住院患者 VTE 防治流程图

1. **VTE 风险评估范围**　所有住院患者都应进行 VTE 风险评估。

2. **VTE 风险评估**　执行由经治医生和责任护士共同具体实施。

3. **VTE 风险评估时限**　住院患者入院 24h 内进行首次评估;手术患者(含介入手术)术后 6h 内、转科患者转入 6h 内应进行再次评估;病情变化应随时评估,若外科手术后直接转入重症医学科(intensive care unit,ICU)的患者,由手术医生完成术后评估,转出 ICU 时如无特殊病情变化可以不用再次评估。

4. **VTE 风险评估及预防措施记录**　首次评估结果记录在入院记录中;预防措施记录在首次病程记录诊疗计划中;术后评估结果及预防措施记录在术后首次病程记录中;转科评估结果及预防措施记录在转入记录中。患者出院(转科)前,由经治医师打印 VTE 风险评估及预防措施表单,并随住院病历归档。

5. **VTE 风险警示及防治流程**　医生工作站患者基本信息列表中,根据评估结果动态显示每位患者 VTE 风险等级。经治医师根据 VTE 风险等级和具体病情下达预防措施医嘱,护士依据评估结果在患者床头卡上进行血栓风险等级标识,并按医嘱落实相关预防措施和患者宣教。

三、VTE 诊断与救治流程

在临床诊治过程中,一旦发生 VTE 事件,应立即启动 VTE 相关诊治流程,尽快申请专科协助会诊,尽早进行危险分层并给予规范治疗。VTE 诊断与救治流程见图 2-3~图 2-5。

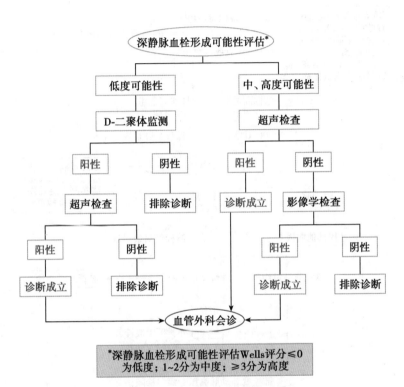

图 2-3　深静脉血栓形成诊断流程图

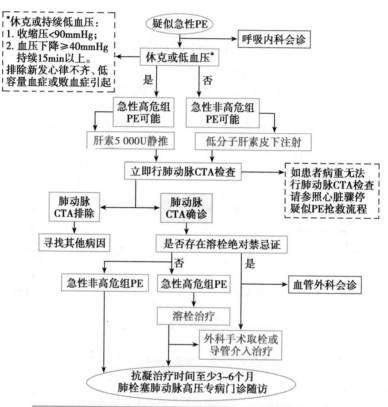

图 2-4　疑似急性肺栓塞救治流程图

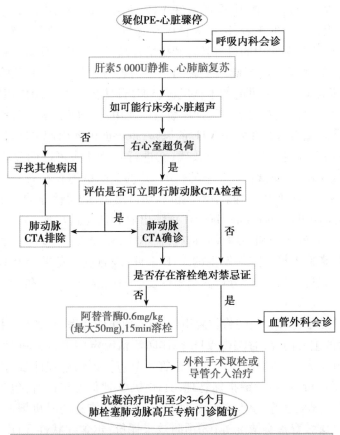

图 2-5　疑似肺栓塞-心脏骤停抢救流程图

四、住院患者 VTE 防治管理制度

医院 VTE 防治管理制度包括建立院内 VTE 防治管理体系、制订防治工作手册、规范 VTE 风险评估和出血风险评估、建立急危重症处理应急预案、组织相关教育培训、开展防治效果评价与考核等,实现 VTE 防治全过程、个性化、精细化管理。

1. **VTE 教育培训**　医院管理部门开展多维度、多层次、多形式的 VTE 教育培训,如将 VTE 防治管理制度及评估方法纳入新入职人员岗前培训考核;结合 VTE 发生案例、重点问题和诊治进展,持续开展教育培训,不断强化全院医务人员对 VTE 的认知,提升防范意识及规范化管理能力;开展院际学术交流,发挥资源优势,致力于提升血栓性疾病的防治管理水平。

2. **VTE 预防宣教**　鉴于 VTE 的严重性以及预防本身可能带来的风险,医护人员在日常医疗过程中,应重视做好 VTE 防治的宣教工作。对于评估存在 VTE 风险和出血风险的患者,医护人员应及时与患者和/或家属进行沟通,加强 VTE 风险及防治相关知识的科普教育和病情告知,促进 VTE 预防措施的实施。

对患者和/或家属进行健康宣教的主要内容应包括 VTE 的危险和可能后果、VTE 预防的重要性和可能的不良反应、VTE 预防措施的正确使用等,如肢体活动、抗血栓压力袜或者间歇充气加压装置的使用、药物使用相关知识等。主要内容有:①住院患者常存在发生 VTE 的风险,也可能由此引起 PTS、慢性血栓栓塞性肺动脉高压或复发性 VTE 而致残;②进行有效预防可以明显降低上述风险,对大多数 VTE 高危患者是安全的;③VTE 的预防措施存在着一些不可预期的风险,包括皮下出血和淤血,手术部位和切口出血,肝素诱导的血小板减少症(heparin induced thrombocytopenia,HIT),脑出血和消化道出血,甚至导致死亡;④即使采取有效的药物和物理预防措施,仍不能完全杜绝 VTE 的发生。

3. **VTE 事件上报**　院内发生的 VTE 事件,应通过信息平台及时向管理部门上报,便于跟进诊治结果,分析总结事件发生的原因,对 VTE 防治工作进行全面评价和持续改进。

4. **VTE 质量监管**　医院将住院患者 VTE 预防作为医院、科室、主诊医师医疗质量评价的重要内容,对院内 VTE 整体防治情况定期进行分析、评价、考核,及时反馈,动态完善,持续改进。质量监管环节包括评估过程评价、预防措施评价、预防效果评价、质控关键指标管理,具体为:①评估过程评价:包含评估的及时性、准确性、规范性等;②预防措施评价:包含预防措施的时机把握、方法选择的合理性、健康教育落实情况等;③预防效果评价:包含症状性 VTE 的发生率、致死性 PE 的发生率、治愈好转率、死亡率等。

(陆清声　牛婷婷)

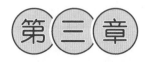

静脉血栓栓塞症风险评估

第一节　血栓风险评估

目前,亚洲静脉血栓论坛(Asian Venous Thrombosis Forum,AVTF)、美国胸科医师学会(American College of Chest Physicians,ACCP)、英国皇家妇产科医师学会(Royal College of Obstetricians and Gynaecologists,RCOG)等多个国际学术组织建议对患者进行血栓风险评估,并推荐相关血栓风险评估工具的使用。本章对各种血栓风险评估工具的来源、发展、临床应用等方面进行总结,以便于临床医护人员选择合适的血栓风险评估工具,进而实施有效的预防措施,降低 VTE 的发生率。

一、Caprini 血栓风险评估表

Caprini 血栓风险评估表最早于 1991 年由 Caprini 等学者设计得出,2005 年进一步完善,2010 年,Caprini 发布最新的 Caprini 血栓风险评估表(表 3-1),在 2005 版的基础上做了诸多变动,如年龄和身高体重指数(body mass index,BMI)、手术时间、测评条目评分的变动及增加。2018 年,上海长海医院结合 Cassidy 等学者的研究对 2010 版 Caprini 血栓风险评估表进行改进(表 3-2),并对每一危险等级推荐了预防措施和持续时间(表 3-3)。该表原始数据来源于普外科、泌尿外科、妇科等科室,对于临床工作者来说既方便又实用,是应用较广泛的风险评估工具之一,被各大学术组织推荐。

表 3-1　2010 版 Caprini 血栓风险评分

危险因素
A1:每个危险因素评分为 1 分
年龄 40~59 岁/择期小手术/大手术史/近期大手术/静脉曲张/炎性肠病史/下肢肿胀(当前)/肥胖(BMI>30kg/m²)/急性心肌梗死(1 个月内)/充血性心力衰竭(1 个月内)/脓毒症或败血症(1 个月内)/严重的肺部疾病,包括肺炎(1 个月内)/严重肺病史(如 COPD)/长期卧床患者/下肢石膏固定或其他原因限制下肢活动/中心静脉置管/输血(1 个月内)/其他危险因素

续表

危险因素

A2:女性患者相关因素(每个因素 1 分)

口服避孕药或激素替代疗法/妊娠期或产后(1 个月内)/原因不明的死胎史,复发性自然流产(≥3 次),由于败血症或发育受限原因早产

B:每个危险因素评分为 2 分

年龄 60~74 岁/大手术(手术时间<60min)/关节镜手术(手术时间>60min)/腹腔镜手术(手术时间>60min)/恶性肿瘤病史/病态肥胖(BMI>40kg/m^2)

C:每个危险因素评分为 3 分

年龄≥75 岁/持续时间 2~3h 的大手术/BMI>50kg/m^2(静脉淤血综合征)/SVT、DVT 或 PE 病史/DVT 或 PE 家族史/现患恶性肿瘤或化疗/凝血因子 VLeiden 突变/凝血酶原 G20210A 突变/高同型半胱氨酸血症/HIT/狼疮抗凝物阳性/抗磷脂抗体阳性/其他血栓形成的类型

D:每个危险因素评分为 5 分

择期下肢关节置换手术史/髋关节、骨盆或下肢骨折(1 个月内)/脑卒中(1 个月内)/多发性创伤(1 个月内)/急性脊髓损伤(瘫痪)(1 个月内)/大手术(手术时间>3h)

注:慢性阻塞性肺疾病(chronic obstructive pulmonary diseases,COPD),室上性心动过速(supraventricular tachycardia,SVT)。

表 3-2 长海医院住院患者 VTE 风险评估表(Caprini 血栓风险评估表)

危险因素	得分	危险因素	得分
基本情况		严重肺气肿(如 COPD、肺气肿),不包括哮喘	1
年龄 0~40 岁	0		
年龄 41~60 岁	1	恶性肿瘤	2
年龄 61~74 岁	2	**辅助检查相关因素**	
年龄≥75 岁	3	狼疮抗凝物阳性	3
肥胖(BMI>25kg/m^2)	1	抗磷脂抗体阳性	3
卧床,时间<72h,持续步行少于30 步	1	高同型半胱氨酸血症	3
		肝素诱导的血小板减少症	3
卧床,时间≥72h,持续步行少于30 步	2	凝血因子 VLeiden 突变	3
		凝血酶原 G20210A 突变	3
现病史相关因素		其他高凝状态:如血纤维蛋白异常、红细胞增多症等	3
下肢肿胀	1		
下肢静脉曲张	1	**既往病史相关因素**	
长期激素治疗	1	1 个月内急性心肌梗死	1
炎性肠病史(如克罗恩病)	1	1 个月内充血性心力衰竭	1

续表

危险因素	得分	危险因素	得分
1 个月内或现在,脓毒症	1	1 个月内急性脊髓损伤(瘫痪)	5
1 个月内进行过全麻或局麻下的≥45min 的手术	1	VTE 病史	3
		VTE 家族史	3
1 个月内或现在有 PICC 置管或 CVC 置管	2	**手术相关因素(术后评估)**	
1 个月内下肢石膏固定或其他原因限制下肢活动	2	手术时间<45min	1
		手术时间≥45min	2
1 个月内下肢关节置换手术史	5	**女性患者相关因素**	
1 个月内髋、骨盆或下肢骨折	5	妊娠或产后 1 个月内	1
1 个月内严重创伤,如由于车祸或坠落导致的多处骨折	5	有不明原因的死胎史、3 次以上自然流产史、伴有先兆子痫的早产史、低体重儿生产史	1
1 个月内需长期卧床的脑卒中	5	口服避孕药或其他药物避孕措施	1

注:中心静脉导管(central venous catheter,CVC),经外周静脉穿刺中心静脉导管(peripherally inserted central venous catheters,PICC)。

表 3-3　不同 Caprini 血栓风险等级推荐的预防措施

Caprini 评分	危险等级	推荐的预防方案	推荐的药物预防持续时间
0 分	极低危	早期频繁活动,或手术团队自行决定:抗血栓袜或小剂量肝素或低分子肝素	住院期间
1~2 分	低危	抗血栓袜或小剂量肝素或低分子肝素(选择一项)	住院期间
3~4 分	中危	抗血栓袜或小剂量肝素或低分子肝素(选择一种药物)	住院期间
5~8 分	高危	抗血栓袜或小剂量肝素或低分子肝素(选择一种药物)	7~10d
≥9 分	极高危	抗血栓袜或小剂量肝素或低分子肝素(选择一种药物)	30d

二、Autar 血栓风险评估表

Autar 血栓风险评估表最初于 1996 年由英国学者 Autar 在 Virchow 提出的静脉血栓形成三要素基础上设计。2003 年 Autar 对其进行了修改(表 3-4),风险等级改为三级,并对各风险分层推荐了相应的预防措施(表 3-5)。

表 3-4 2003 版 Autar 血栓风险评估表

危险因素	得分	危险因素	得分
年龄(岁)		腹部手术	3
10~30	0	泌尿科手术	3
31~40	1	神经外科手术	3
41~50	2	骨科手术(腰以下)	4
51~60	3	**活动度**	
61~70	4	可自己活动	0
≥71	5	活动受限(需用步行器)	1
创伤风险(仅在术前进行评分)		非常受限(需要帮助)	2
头部损伤	1	需要坐轮椅	3
胸部损伤	1	完全卧床	4
脊髓损伤	2	**当前高危疾病:适当打分**	
骨盆损伤	3	溃疡性结肠炎	1
下肢损伤	4	红细胞增多症	2
BMI/(kg·m^{-2})		静脉曲张	3
16~18(体重过轻)	0	慢性心脏病	3
20~25(正常)	1	急性心肌梗死	4
26~30(超重)	2	恶性肿瘤(活跃期)	5
31~40(肥胖)	3	脑血管意外	6
>40(过于肥胖)	4	DVT 病史	7
外科手术:选择一项		**特殊风险:口服避孕药**	
小手术(时间<30min)	1	20~35 年	1
择期大手术	2	>35 年	2
紧急大手术	3	激素替代疗法	2
胸部手术	3	妊娠期/产褥期	3
妇科手术	3	血栓形成倾向	4

表3-5 2003版Autar血栓风险评估表静脉血栓预防措施

风险等级	推荐措施
低风险(≤10分)	活动+抗血栓袜
中风险(11~14分)	抗血栓袜+肝素
高风险(≥15分)	抗血栓袜+肝素+间歇充气加压

三、Wells血栓风险评估表

Wells血栓风险评估表是由加拿大专家Wells等学者于1995年设计用于评估门诊患者DVT风险的工具。Wells在2003年将危险因素简化为10项(表3-6),发生DVT风险等级改为不太可能(<2分)和很有可能(≥2分)。2008年,阿姆斯特丹学院医学中心Nadine等学者提出评估患者PE风险的简化版Wells量表(表3-7),分为低度可能(0~1分)和高度可能(≥2分)。Wells表明,如果7个变量中有2个以上,或者D-二聚体结果呈阳性,则需要进行影像学诊断;如果只有一个变量存在,或者没有变量存在,并且D-二聚体结果正常,则FE的发生率不到百分之一。

表3-6 2003版Wells血栓风险评估表

危险因素	得分
癌症(过去6个月内接受癌症治疗或目前正在接受姑息治疗的患者)	1
下肢瘫痪、麻痹或近期石膏固定	1
近期卧床≥3d,或在过去12周内有全身或局部麻醉的大手术	1
沿深静脉系统延展的局限性压痛	1
全肢型肿胀	1
小腿肿胀比无症状侧下肢至少粗3cm(测量胫骨结节下10cm)	1
下肢存在凹陷性水肿	1
浅静脉侧支循环形成(非静脉曲张)	1
VTE病史	1
可替代DVT的诊断	−2

表3-7 2008简化版Wells血栓风险评估表

危险因素	得分	危险因素	得分
PTE或DVT病史	1	咯血	1
4周内制动或手术	1	DVT症状或体征	1
活动期肿瘤	1	其他鉴别诊断的可能性低于PTE	1
心率≥100次/min	1		

四、Padua 血栓风险评估表

Padua 血栓风险评估表是 2010 年由意大利帕多瓦大学 Barbar 设计用于评估内科患者 DVT 风险的评估表(表 3-8),风险等级分为高危(≥4 分)和低危(< 4 分)两类。ACCP 制定的内科患者 VTE 预防指南和 2015 版内科住院患者 VTE 预防中国专家建议均推荐应用于内科住院患者的 VTE 风险评估。

表 3-8　2010 版 Padua 血栓风险评估表

危险因素	得分
恶性肿瘤,有局部或远端转移和/或 6 个月内接受过化疗和放疗	3
VTE 病史(不包括浅表静脉血栓形成)	3
活动受限,患者身体原因或遵医嘱需卧床休息至少 3d	3
已有血栓形成倾向,抗凝血酶缺陷症、蛋白 C 或 S 缺乏、Leiden V 因子、凝血酶原 G20210A 突变或抗磷脂抗体综合征	3
近期(≤1 个月)创伤或外科手术	2
年龄≥70 岁	1
心脏和/或呼吸衰竭	1
急性心肌梗死和/或缺血性脑卒中	1
急性感染和/或风湿性疾病	1
肥胖(BMI≥30kg/m^2)	1
正在进行激素治疗	1

五、Khorana 血栓风险评估表

Khorana 血栓风险评估表是由美国罗切斯特大学医学院 Khorana 等学者于 2008 年提出用于门诊化疗患者的 VTE 风险评估表(表 3-9),风险等级分为三

表 3-9　2008 版 Khorana 血栓风险评估表

危险因素	得分
肿瘤部位	
非常高危(胃、胰腺)	2
高危(肺、淋巴瘤、妇科、膀胱、睾丸)	1
化疗前血小板计数≥350×10^9/L	1
血红蛋白水平<10g/L 或在使用红细胞生长因子	1
化疗前白细胞计数>110×10^9/L	1
BMI≥35kg/m^2	1

级,分别为低危(0分)、中危(1~2分)、高危(≥3分)。该量表被欧洲肿瘤内科学临床实践指南、中国临床肿瘤学会肿瘤与血栓专家共识委员会和英国血液学标准委员会等推荐使用。

六、Geneva 血栓风险评估表

Geneva 血栓风险评估表是由日内瓦大学 Vicki 等学者于 2001 年为评估急诊患者 PE 风险设计。2006 年法国的 LeGal 等人在原有基础上改良得出新型 Geneva 模型,危险等级被重新分为低度可能、中度可能和高度可能。2008 年,Frederikus 等学者分析总结出 Geneva 简化版(表 3-10),危险等级分为低度可能(0~2分)和高度可能(≥3分),被 PTE 诊治与预防指南推荐使用。

表 3-10 2008 简化版 Geneva 血栓风险评估表

危险因素	得分	危险因素	得分
PTE 或 DVT 病史	1	咯血	1
1 个月内手术或骨折	1	单侧下肢疼痛	2
恶性肿瘤	1	年龄>65 岁	1
心率/(次·min^{-1})		下肢深静脉触痛及单侧下肢水肿	1
75~94	1		
≥95	2		

七、其他血栓风险评估表

以下血栓风险评估表较少被验证和使用,故仍需更多的临床数据来验证其可行性。

1. Kucher 血栓风险评估表 该表于 2005 年由 Kucher 等人提出用于评估住院患者 VTE 风险的电子评分表(表 3-11),主要针对重症患者。该评估表与患者数据库相连接,自动为患者进行评分,当≥4分时,表示发生 VTE 的风险增加。

表 3-11 2005 版 Kucher 血栓风险评估表

危险因素	得分	危险因素	得分
高龄(>70 岁)	1	大手术(>60min)	2
肥胖(BMI>29kg/m^2)	1	恶性肿瘤	3
卧床	1	VTE 病史	3
雌激素替代治疗或口服避孕药	1	血液高凝状态	3

2. JFK 血栓风险评估表 JFK 血栓风险评估表是由佛罗里达大西洋大学 McCaffrey 教授于 2007 年设计的,用来评估每一位住院患者的 DVT 风险(表 3-12),血栓风险等级分为三级,分别是低危(1~6 分)、中危(7~12 分)、高危(>12 分)。建议在患者入院时和入院 3d 后进行评估。

表 3-12 2007 版 JFK 血栓风险评估表

危险因素	得分	危险因素	得分
年龄(岁)		全身麻醉	1
40~65	1	烧伤	2
66~70	2	神经外科:手术引起的急性脊髓损伤	3
>70	3		
癌症		骨科手术	3
癌症手术、服用他莫昔芬、肿瘤	1	**肥胖**	
正在化疗或放疗	2	BMI>30kg/m²	3
心血管系统		**呼吸系统/肾脏系统**	
急性心肌梗死、心力衰竭、瓣膜病、胸痛	2	肾病综合征	1
静脉曲张病史	2	肾衰竭/血液透析	2
非出血性脑卒中或颈动脉疾病史	2	中至重度肺炎或 COPD	2
心房颤动	3	吸烟史	2
感染、炎症和活动受限		机械通气	3
炎性疾病病史(狼疮、炎症性肠病、类风湿关节炎、硬皮病)	1	**创伤、血栓形成倾向、血栓栓塞**	
败血症	3	DVT 或 PE 家族史	2
活动受限(卧床、瘫痪)	3	多发性损伤和下肢或骨盆骨折	3
石膏固定/牵引/夹板固定/颈椎固定	3	DVT 或 PE 病史	3
腿部溃疡或静脉淤积	3	四肢长骨骨折	3
活动下降	3	**其他**	
外科		产后<1 个月或当前妊娠	1
胃肠道手术、脾切除术、妇科手术	1	中心静脉置管	2
		服用避孕药或激素替代疗法	3

3. Roger 血栓风险评估表 Roger 血栓风险评估表是由美国学者 Rogers 等于 2007 年针对血管外科和普通外科患者术前评估设计的。2012 年,Roger 等人再次提出创伤栓塞评分系统(the trauma embolic scoring system,TESS)(表 3-13),

危险等级为 4 级,分别是无风险(0~2 分)、低风险(3~6 分)、中风险到高风险
(≥7 分)。

表 3-13 2012 版 Roger 血栓风险评估表

危险因素	得分	危险因素	得分
年龄(岁)		损伤严重程度评分(injury severity score, ISS)	
18~29	0	低(1~9)	0
30~64	1	中(10~16)	3
≥65	2	严重(17~25)	3
既往肥胖	1	非常严重(>25)	5
机械通气	4	下肢骨折	2

4. **RAP 血栓风险评估表** RAP 血栓风险评估表是 1997 年由美国学者针对
创伤患者设计的。该评估表共 19 项危险因素,危险等级分为低危组和高危组。
2012 年,Hegsted 等学者对评估表内容进行改进(表 3-14),并重新将风险等级分
为低风险(<5 分)、中风险(5~14 分)、高风险(>14 分)3 个危险等级。该评估
表被《创伤骨科患者 DVT 筛查与治疗的专家共识》推荐使用。

表 3-14 2012 版 RAP 血栓风险评估表

危险因素	得分	危险因素	得分
潜在条件		腹部 AIS>2 分	2
肥胖	2	头部 AIS>2 分	2
恶性肿瘤	2	脊柱骨折	3
凝血异常	2	昏迷>4h,GCS<8 分	3
VTE 病史	3	复杂性下肢骨折	4
医源性因素		骨盆骨折	4
股静脉置管>24h	2	脊髓损伤、截瘫或四肢瘫痪	4
输液,24h 输血>4U	2	**年龄(岁)**	
手术时间>2h	2	≥40,但<60	2
修复或结扎大血管损伤	3	≥60,但<75	3
损伤相关因素		≥75	4
胸部 AIS>2 分	2		

注:简略创伤定级标准(abbreviated injury scale, AIS),格拉斯哥昏迷评分量表(Glasgow coma scale,
GCS)。

八、根据不同对象进行评估的方法

1. **一般患者** 详见第二章住院患者 VTE 防治流程相关内容。

2. **重症患者** 病情需要时每天对重症患者进行血栓评估,如果患者病情变化迅速,应重复评估。

3. **肿瘤患者** 肿瘤患者应在化疗开始时评估 VTE 风险,并在化疗后定期评估。

4. **孕产妇** ①孕妇应在妊娠前、妊娠后和整个妊娠期间及出现新的临床情况时接受 VTE 风险评估;②产妇应在产前、产中和产后进行 VTE 风险评估并在出现新的临床情况时重复评估;③患者若在产前期间使用抗凝药物,应在产后重新评估血栓风险;④每位患者在分娩后和出院前应至少进行一次风险评估;⑤所有患者在分娩、流产或终止妊娠后 6h 内应重新评估血栓风险。

VTE 是住院患者第一大可预防的死亡原因,医护人员应做好患者 VTE 风险评估,提高患者对 VTE 预防的依从性,预防 VTE 的发生。目前,血栓评估表复杂多样,是否符合国内患者评估标准还需进一步验证,这也提醒我们要正确使用 VTE 评估工具来评估 VTE 危险程度,针对不同的患者群体,如内科、妇科、儿科、肿瘤、门诊、急诊等患者分别制定、更新和运用专科 VTE 评估工具评估并采取措施预防 VTE 的发生。

(李 蓉)

第二节 出血风险评估

临床中发生出血事件是抗凝药物中断使用的常见原因。及时准确地对使用抗凝药物的患者进行出血风险评估成为临床医务人员关注的问题,其影响 VTE 预防措施的选择(药物预防或物理预防)及 VTE 治疗措施的制定。研究证明,使用出血风险评分表实时评估患者的出血风险可降低出血事件的发生率。

一、出血风险评估表

1. **IMPROVE 评分表** IMPROVE 评分表(表 3-15)是由一项国际多中心回顾性研究提出的,被第 9 版 ACCP 内科患者抗栓治疗与血栓预防临床实践指南推荐使用于内科患者的出血风险评估表。患者有一项高危因素或多个危险因素时应考虑出血风险较高。

2. **外科住院患者出血风险评估表** 2012 版 ACCP 骨科手术患者抗栓治疗与血栓预防临床实践指南提出外科住院患者出血危险因素(表 3-16),以帮助识别出血风险高或出血后果特别严重的患者。符合条数越多,患者出血风险越高。

2018年上海长海医院总结国内外研究,对外科住院患者出血危险因素进行改进,在基础疾病相关因素中,增加年龄≥85岁,将腰穿、硬膜外或椎管内麻醉术前4h至术后12h改为腰穿、硬膜外或椎管内麻醉术前6h至术后18h。

表3-15　IMPROVE 评分表

具有以下1项为出血高危	具有以下3项以上为出血高危
活动性消化道溃疡	年龄≥85岁
入院前3个月内有出血事件	肝功能不全(INR>1.5)
血小板计数<50×10^9/L	严重肾功能不全(GFR<30ml·min^{-1}·m^{-2})
	入住 ICU 或 CCU
	中心静脉置管
	风湿性疾病
	现患恶性肿瘤
	男性

注:国际标准化比值(international normalized ratio, INR),肾小球滤过率(glomerular filtration rate, GFR),危重症监护病房(critical care unit, CCU)。

表3-16　外科住院患者出血危险因素

基础疾病相关因素	手术相关因素
活动性出血	腹部手术:术前贫血/复杂手术(联合手术、分离难度高或超过1个吻合术)
3个月内有出血事件	
严重肾或肝衰竭	胰十二指肠切除术:败血症、胰漏、手术部位出血
血小板计数<50×10^9/L	
未控制的高血压	肝切除术:原发性肝癌,术前血红蛋白和血小板计数低
腰穿、硬膜外或椎管内麻醉术前4h至术后12h	
同时使用抗凝药、抗血小板治疗或溶栓药物	心脏手术:体外循环时间长
凝血功能障碍	胸部手术:全肺切除术或扩张切除术、开颅手术、脊柱手术、脊柱外伤、游离皮瓣重建手术
活动性消化道出血	
已知、未治疗的出血疾病	

二、评估方法

第10版 ACCP 建议,在使用 VTE 药物预防措施前需要对患者进行出血风险评估,若患者长期接受抗凝治疗,应定期评估出血风险。

2018版 PTE 诊治与预防指南建议,接受手术、腰穿和硬膜外麻醉之前4h和之后 12h 评估患者出血风险。

2018 版英国国家卫生与临床转化研究所（National Institute for Health and Care Excellence，NICE）建议，在决定是否向住院患者提供药物性血栓预防时，应首先评估患者出血风险，如果患者的临床情况发生变化，重新评估。对分娩、流产或终止妊娠后 6h 内的孕产妇，应评估出血风险，病情变化时重新评估。如果重症患者病情变化迅速，则需每天评估一次出血风险。

（郭淑芸）

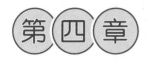

静脉血栓栓塞症的预防

VTE 的预防主要包括基础预防、物理预防及药物预防。对于血栓风险极低危患者(Caprini 血栓风险评估模型分值为 0 分),建议采用基础预防措施;对于血栓风险低危患者(Caprini 血栓风险评估模型分值为 1~2 分),建议采用基础预防联合物理预防的方式;对于血栓风险中危患者(Caprini 血栓风险评估模型分值为 3~4 分),建议采用基础预防联合物理预防或药物预防(无出血风险时)的方式;对于血栓风险高危/超高危患者(Caprini 血栓风险评估模型分值为≥5 分),建议采用基础预防联合药物预防(无出血风险时),或基础预防、物理预防及药物预防措施(无出血风险时)合用的方式来预防 VTE 的发生。

第一节 基 础 预 防

VTE 的基础预防包括下床活动、抬高下肢、床上肢体活动如踝泵运动、避免脱水以及保持良好的生活习惯等。基础预防是 VTE 最基本的预防方式,对于预防 VTE 的发生具有一定的效果,但目前尚无统一的标准和流程。

一、下床活动

VTE 是卧床患者常见的并发症,长期卧床会影响患者肺功能及组织氧化能力、加重血液淤滞及血栓形成。下床活动是预防 VTE 最简单和最基础的方式,早期下床活动可以保持全身肌肉张力,减轻患者肢体肿胀的发生,促进身体血液循环,降低 VTE 的发生率。但是往往由于患者病情、自理能力等因素的限制而致患者无法下床活动,部分患者也常因术后伤口疼痛、疲劳、虚弱、直立不耐受等原因拒绝下床,从而延缓下床活动的时间。

在病情允许的情况下,应鼓励患者尽早下床活动(图 4-1),避免久站久坐,视患者的具体情况给予活动指导,采取循序渐进的原则,逐渐增加活动量。当然,下床活动应根据患者病情确定活动的时间、场所等,护理人员和家属要做好搀扶等保护措施,避免因下床活动而发生跌倒。嘱患者下床活动过程中如果出现不适,应及时停止活动并告知医护人员。

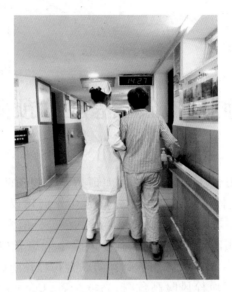

图 4-1　护士搀扶患者下床活动

二、抬高下肢

抬高下肢(图 4-2)可促进静脉回流,预防 VTE 的发生。一般对于卧床患者,建议将床尾抬高,使下肢高于心脏水平 20~30cm。在抬高患肢期间,应注意床栏的使用,防止患者发生坠床。抬高下肢时不要在患者腘窝或小腿下垫枕,以免影响小腿深静脉回流。同时,指导患者床上适当变换体位,防止骨隆突处长期受压引起皮肤损伤。护理人员应密切观察患者生命体征,询问患者有无胸闷、心悸、呼吸困难等不适主诉。对于心功能不全、下肢外伤等患者存在抬高下肢禁忌时,应采用其他基础预防方式联合物理预防和/或药物预防措施预防 VTE。

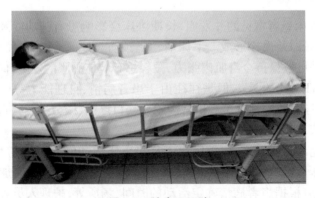

图 4-2　抬高双下肢

三、踝泵运动

踝泵运动(图4-3)是一种主动或被动屈伸踝关节的运动,可加快血流速度,促进血液循环,有效降低血栓发生风险。传统的方法是:患者取平卧或坐位,先尽可能最大角度的向上勾脚(足背曲),使脚尖朝向自己,保持10s,后用力绷脚(足背伸),脚尖尽力向下踩,在最大位置保持10s。临床上通常的做法为每次做屈伸动作3~10min,每天练习5~8次(平均1次/2h),以加快血液回流,预防VTE,但患者往往因术后虚弱、伤口疼痛等各种原因而致踝泵运动的依从性较差。

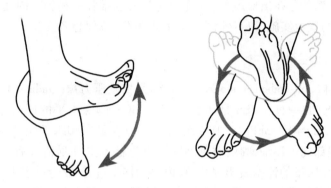

图4-3　踝泵运动

四、避免脱水

由于利尿药的应用、术中及术后出血等原因造成患者体液不足或丢失,可增加血液黏度,导致静脉血流滞缓,从而增加VTE的发生风险。因此,应给予血栓风险患者适当补液,避免脱水,保证足够的血容量。

补液包括口服、胃管或肠内营养管注入补液、静脉输液及骨髓腔输液等多种方式。正常成人每天所需的水分为2 000~2 500ml。补液过多,易增加患者心脏做功及肾脏负担,从而引起心功能和肾功能不全。每日摄入合适的水分,有利于血液的稀释,血容量的扩充,有效促进全身血液循环,以预防血栓形成。

五、生活方式的改变

良好的生活方式有利于健康的保持和促进疾病的康复,对降低VTE的发生有重要意义。因此,应指导患者改善饮食习惯,选择低盐、低脂、低胆固醇、高维生素饮食。平时保持大便通畅,以免发生便秘导致腹压增高,影响下肢静脉回流。此外,还应戒烟、限酒。相关研究显示,吸烟可导致血管内皮细胞结构的改变,而内皮损伤被认为是DVT的启动因素,通过氧化的自由基产生的一氧化氮灭活作用,从而促进血栓形成。另外,国内外也有研究发现,适度饮酒可预防

VTE 的发生,严重的酒精滥用会增加 VTE 的发生风险。

(植艳茹　李海燕)

第二节　物理预防

VTE 的物理预防措施主要包括穿着抗血栓袜、间歇充气加压、足底静脉泵的使用和经皮电刺激等。物理预防措施的实施对于 VTE 的预防具有重要意义,血栓中、高危患者若存在出血风险,物理预防是首选推荐的措施。因此,应加强物理预防措施的规范实施,以有效预防 VTE 的发生,确保患者安全。

一、抗血栓袜

抗血栓袜(anti-embolism stockings,AES)是梯度压力袜(graduated compression stockings,GCS)的一种。AES 是压力Ⅰ级的 GCS,脚踝水平的压力建议在 15～21mmHg(1mmHg=0.133kPa)。其逐级加压的原理是在脚踝部位建立最高支撑压力,顺着腿部向上逐渐递减,改善静脉瓣膜功能,促进下肢静脉血液回流,减少血流淤滞。高质量的证据表明,AES 在内科和接受过普通/骨科手术的住院患者中,无论是否采用其他血栓预防措施(如临床适用),都能有效降低 DVT 的风险。

(一) 禁忌证

疑似或确诊下肢动脉缺血性疾病;外周神经病变或其他引起感觉障碍的疾病;近期皮肤移植、严重皮肤病等;心力衰竭;烧创伤后导致的下肢皮肤完整性受损;腿部尺寸不在正常范围内;严重的腿部畸形;下肢存在大的开放或引流伤口;已知对 AES 材质过敏等。

(二) 穿着时机

对于有血栓风险的外科手术患者、ICU 患者,自入院起即应考虑穿着 AES,除非存在禁忌证。如果 AES 作为术后治疗的一部分,术前就应尽可能让患者穿着。同时,鼓励孕期妇女穿着 AES 预防 VTE 的发生。苏格兰校际指南网络(Scottish Intercollegiate Guidelines Network,SIGN)推荐,在无使用禁忌的情况下,患者术中也应采用 AES 预防 VTE。

(三) 穿着时长

国内外指南均指出,AES 已成为物理预防血栓的重要组成部分,推荐白天和夜间均穿着,直至患者活动量不再减少或恢复至疾病前活动水平。

(四) 长度选择

对于 AES 长度的选择,多篇高质量证据总结和指南指出,大腿型 AES(图 4-4)比膝下型(图 4-5)更有效,如果大腿型 AES 因某些原因不合适,可用膝下型替代。在实际应用中,膝下型比大腿型更舒适,较容易穿着,患者出现问题少,满意

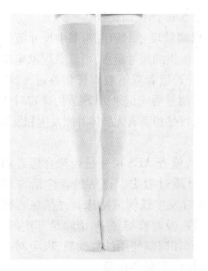

图 4-4　大腿型抗血栓袜

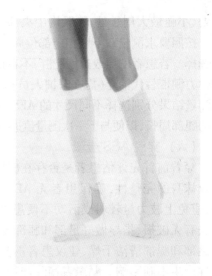

图 4-5　膝下型抗血栓袜

度高,具有更好的耐受性和依从性。因此,医护人员应结合患者喜好、生活习惯,需要穿着时长,医生的专业判断,腿部周长和腿形等因素进行综合选择。

（五）尺寸测量

尺寸测量需由经过专业培训的人员完成,使用软尺(测量单位为 cm)。测量时宜在患者处于直立位的腿上进行,但对于一些不能站立,仅能处于坐位或平卧位的患者,不要勉强其站立,可在坐位或平卧位测量。测量部位(图 4-6):①膝下型(短筒):踝部最小周长处、小腿最大周长处;②大腿型(长筒):踝部最小周

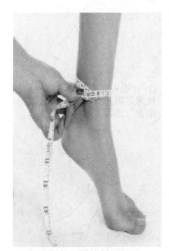

踝部最小周长处

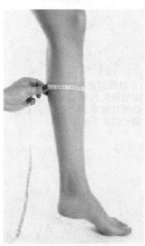

小腿最大周长处

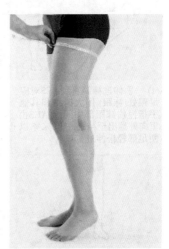

腹股沟中央部位向下
5cm部位周长处

图 4-6　AES 尺寸的测量部位

长处、小腿最大周长处、腹股沟中央部位向下 5cm 部位周长处。

　　按照要求测量双下肢相应部位周长,根据测量尺寸对照说明书中尺寸范围进行选择。若患者偏瘦或过度肥胖,不在说明书提供的尺寸范围,可联系厂家定制或用弹力绷带替代治疗(需在医护人员指导下);若患者双下肢周长相差过大,应根据测量结果分别选择不同尺寸的 AES。同时,测量后应记录 AES 最初穿着时所测量的腿部周长,以便与下一次测量值进行对比,评估者有无肢体肿胀发生和发展。

(六) 穿脱 AES 步骤

　　穿着前首先评估患者是否存在应用禁忌,检查 AES 尺寸是否符合患者病情以及袜身的完整性,确保患者无 AES 相关材质过敏史。评估患者生活自理能力,避免上肢力量较弱或活动不便患者穿着时发生跌倒或坠床。评估患者腿部皮肤有无破损,指导做好足部和腿部皮肤护理,及时修剪趾甲,清除足部皮屑,保持足部和腿部清洁干燥,建议患者不要在足部和腿部使用油性物质,以免对 AES 弹性产生不利影响。嘱患者摘除饰物,以防损伤皮肤和袜身。

　　AES 穿着时,应先确认 AES 对应足跟位置,一手伸进袜筒直到 AES 对应足跟处(袜跟),用大拇指和其他手指捏住袜跟部中间,将 AES 由里向外翻出至袜跟,舒展袜身。足部伸进袜口前,用两手拇指沿袜筒内侧将袜口撑开,四指握住袜身,两手拇指向外撑紧 AES 套于足部。示指和拇指合力将 AES 缓慢拉向足跟,直至 AES 对应足跟位置与患者足跟吻合。将整个袜筒往回翻,并向上拉至腿部。穿着困难者可借助专用手套和助穿袜套。穿着后用手抚平并检查袜身,保持其平整。若需脱下 AES,用拇指沿 AES 内侧向外翻,自上而下顺腿轻柔脱下(图 4-7)。

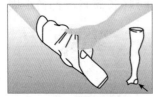

(1) 一手伸进袜筒直到AES对应足跟处(袜跟),用大拇指和其他手指捏住袜跟部中间,将AES由里向外翻出至袜跟,舒展袜身,以便足部轻松伸进袜口。

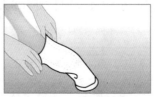

(2) 足部伸进袜口前,用两手拇指沿袜筒内侧将袜口撑开,四指握住袜身,两手拇指向外撑紧AES套于足部。

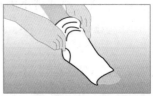

(3) 食指和拇指合力将AES缓慢拉向足跟,直至AES对应足跟的位置与患者足跟吻合。

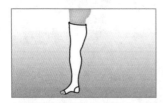

(4) 将整个袜筒往回翻,并向上拉至腿部。

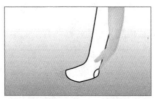

(5) 穿着后用手抚平并检查袜身,保持其平整。

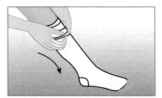

(6) 若需要脱下AES,用大拇指沿AES内侧向外翻,自上而下顺腿轻柔脱下。

图 4-7　AES 穿脱步骤

视频:抗血栓袜穿脱术

（七）并发症的预防与护理

1. 下肢血液循环障碍

（1）原因:AES 尺寸过小、患者长时间处于坐位、穿着位置不佳（图 4-8）、大腿型 AES 频繁下滑至膝关节或膝下型 AES 过度拉伸至膝盖上等情况,均可使腿部局部压力增大,可能导致下肢血液循环障碍,引起下肢肿胀,严重时可出现下肢缺血。AES 在腘窝处产生皱褶,或下卷、翻折,会产生类似"止血带"效果,因此需要高度重视。

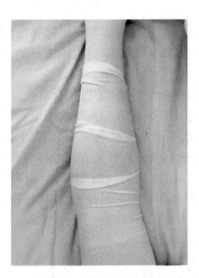

图 4-8　AES 穿着不规范

（2）临床表现:患者可出现下肢静脉回流受阻和/或动脉缺血表现。下肢静脉回流受阻主要表现为下肢肿胀、疼痛等,伴发下肢动脉缺血可出现下肢疼痛、皮肤颜色变化、皮温凉、足背动脉搏动减弱或消失等。

（3）预防与护理:①为患者配置尺寸合适的 AES,定期测量腿部周长,穿着后评估发现腿部肿胀应及时分析原因,排除应用禁忌后及时更换相应尺寸 AES,以免影响静脉回流和动脉供血;②穿着 AES 时保持平整,不要下卷或翻折,长期穿着时注意评估末梢血运情况;③膝下型 AES 穿着期间不能过度上拉至膝盖上,应保持其上端处于膝盖下水平;④一旦出现下肢血液循环障碍,应立即脱去 AES,评估下肢肿胀或缺血程度,根据病情采取措施。

2. 皮肤过敏

（1）原因:患者 AES 使用不恰当、对 AES 材质过敏等。

（2）临床表现:往往表现为皮肤发红、瘙痒、皮疹、水疱,严重者可出现皮肤溃烂等情况。最常出现的皮肤过敏部位为大腿型 AES 防滑硅胶区域接触到的腿部皮肤(图 4-9)。与大腿型 AES 相比,膝下型引起过敏反应较轻。

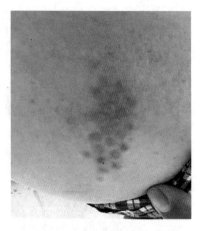

图 4-9　大腿型 AES 防滑硅胶区域皮肤过敏

(3)预防与护理:①穿着前及时询问患者有无 AES 材质过敏史,穿着后 24~48h 内评估有无皮肤过敏反应发生;②穿着期间定期检查患者皮肤情况,做好皮肤清洁护理,每天 2~3 次;③出现过敏反应时,及时查看过敏部位及严重程度。如果过敏反应仅发生于大腿型 AES 防滑硅胶区域接触的皮肤,可将该防滑硅胶区域翻折或直接反穿 AES,使之不直接与皮肤接触。对 AES 材质严重过敏患者应立即脱去,及时告知医护人员。必要时遵医嘱予抗过敏药物治疗。

3. 压力性损伤(图 4-10)

(1)原因:AES 引起的压力性损伤多见于长期卧床、自主活动受限、身材消瘦、周围组织灌注不良等状态及穿着大腿型 AES 患者,也可由 AES 尺寸过小、压力过高引起。

(2)临床表现:AES 引起的压力性损伤常发生在足跟和踝部骨隆突处,主要表现为受压处皮肤红、肿、热、痛、麻木,若压力未及时解除,常有水疱形成,严重时可形成溃疡、坏死。

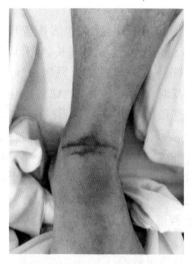

图 4-10　AES 致压力性损伤

(3)预防与护理:①选择合适尺寸的 AES;②每日脱下 AES 检查皮肤情况;③注意穿着期间有无下肢疼痛等不适主诉;④遵医嘱做好营养不良患者饮食指导和营养供给;⑤出现压力性损伤时,应及时脱去,必要时损伤处予敷料保护,视损伤程度邀请伤口专业护士会诊。

(八)注意事项

在患者穿着期间,护理人员每天至少一次脱下 AES,做好下肢皮肤清洁护理,观察评估患者下肢皮温、皮肤颜色、足背动脉搏动情况,肢体有无疼痛、麻木,询问患者有无瘙痒等不适感。对于自主活动能力较差、皮肤完整性受损和感觉不灵敏的患者,每天进行下肢评估 2~3 次。AES 穿着后,踝部、膝部和大腿根部等易出现皱褶,用手抚平并检查袜身,保持表面平整(图 4-11),还需要经常检查 AES 是否有磨损或破损现象,以保证 AES 压力的有效性。

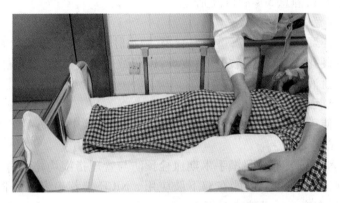

图 4-11　AES 穿着后保持袜身平整

（九）清洗方法

由于不同厂家 AES 材质和生产工艺不同,清洗方法也可能不同。因此,清洗要求建议查看配套包装盒中厂家说明书。

AES 无须每日清洗或频繁清洗,建议表面有明显污渍、出现异味时或根据患者需求定期洗涤。清洗时采用中性洗涤剂于温水中手洗,不要用力揉搓。清洗完毕后,用手挤去或用干毛巾蘸吸多余水分,不要拧绞,于阴凉处晾干,切勿放置在阳光下曝晒或用吹风机等进行局部加热。晾干后避免熨烫。

二、间歇充气加压装置

间歇充气加压(intermittent pneumatic compression,IPC)(图 4-12)是目前临

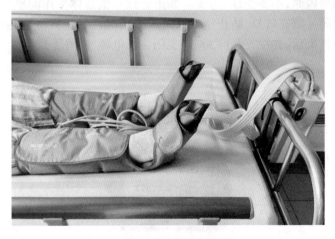

图 4-12　IPC 装置的应用

床常用的 DVT 物理预防措施,其工作原理是利用间歇式机械充气的外力压迫下肢静脉,促进血液回流,从而预防 VTE 的发生。每次充气间隔约 1min,充气约 10s 后瞬间放气,静息 50s 后再次充气。

（一）禁忌证

已知或怀疑存在 DVT;严重心力衰竭、肺水肿;严重感染;四肢疼痛不敏感;严重的动脉硬化;严重的四肢畸形;皮炎;近期做过皮肤移植;曾行静脉结扎术,当增加静脉血液或淋巴回流对身体有风险。

（二）应用时机

在没有使用禁忌的情况下,建议术后即刻使用 IPC,以预防 VTE 的发生。

（三）应用时长

ACCP 和中国普通外科围手术期血栓预防与管理指南均建议每天使用 IPC 时间至少保证 18h,并尽可能在双下肢应用。NICE 推荐患者从入院即开始使用,直到术后有完全活动能力时停止。

（四）应用压力

根据患者下肢直径和耐受程度,一般调整压力为 35~40mmHg。压力过小起不到作用,压力过大可引起肢体疼痛或造成损伤。

（五）长度选择

应用 IPC 装置时,对于腿套长度的选择,NICE 制定的指南建议大腿型或膝下型均可,都能有效地加快下肢血液的回流速度,增加血流量。

（六）操作步骤

将主机悬挂于床尾,接通电源,打开主机侧面电源按钮,将腿套连接管连接主机。保持患者病员裤平整,穿腿套时首先核对左、右腿标识,注意患者足跟对准足部气囊相应位置。粘贴腿套上的魔术贴,注意腿套的松紧度。腿套上缘开口处以可伸入四横指为宜,脚踝部及趾端开口处以可伸入两横指为宜。连接管应放置在两腿内侧,不要受压、弯折。如患者仅一侧肢体采用间歇充气加压,应用闭气塞封闭一侧充气口,防止空气逸出。按"开始"键进行气压治疗。间歇充气加压治疗结束后,先按"停止"键,再关闭主机电源,松解腿套。

视频:间歇充气加压

（七）注意事项

应用 IPC 期间，做好患者保暖，防止体温过低，若患者需要下床活动，应及时移除装置，以防绊倒或跌倒。注意评估患者下肢有无缺血情况发生，若患者在使用过程中出现下肢疼痛、麻痹，胸闷，呼吸困难或头晕等不适，应立即暂停使用，并进行相应处理。

拆下腿套后如气囊内气体未全部去除，不要按压气囊，由其自然泄压，避免损坏气囊。仪器应避免空载运转，以免影响使用寿命；注意防水、防火，不要把任何液体瓶放在仪器的机壳上，不要使用剪刀、针头等尖锐物品划伤腿套，防止腿套漏气，影响治疗效果；非一次性使用的腿套，可以用 75% 酒精或含氯消毒液擦拭消毒，预防交叉感染，最好使用一次性的腿套；腿套应放置于阴凉、通风干燥处保管；若仪器出现故障报警应及时查明原因并采取对应措施，具体见表 4-1。

表 4-1　仪器故障报警排除

问题	可能的原因	措施
仪器停止运作	没有电源供应	检查电源装置
	保险丝熔断	更换保险丝
仪器开始运作却突然停止	气体不能进入连接管道	检查所有连接管，查看是否存在打折、受压或松动的情况
一只腿套正常充气，另一只无法充气	气体不能进入腿套内	
仪器停止运作并报警提示	连接管未正确连接	检查所有气体输出部位
	腿套损坏	更换腿套并再次检查
	压力调节器故障	需要维修
发出不协调的异响	由于桌面或病床震动引起	确保仪器放置平稳
	仪器内部问题	需要维修

三、足底静脉泵

足底静脉泵（venous foot pump，VFP）（图 4-13）是一种模仿"生理性足泵"的、能有效预防 DVT 的空气脉冲物理治疗仪。VFP 主要由中心控制器、通气软管和充气脚套组成，通过脉冲气体在极短时间内快速冲击足底的方式，使肢体的静脉血获得类似行走状态下的脉冲性加速，从而大幅度提高血流速度。高速脉冲血还可增强纤溶系统活性，降低纤溶蛋白溶酶原的活化抑制因子，增加组织型纤维蛋白溶酶原活化素活性。

VFP 禁用于已发生 DVT 的患者和既往患有 DVT、血栓性静脉炎、PTE 或严重心力衰竭的患者，也不适用于下肢肢体反应迟钝、皮肤严重畸形、感染的患者。

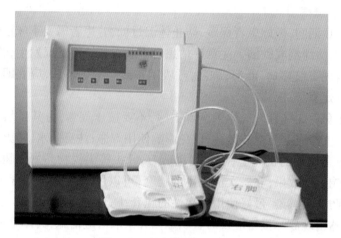

图 4-13 足底静脉泵(VFP)

应用时,一般压力为 130mmHg 左右,使用时间为一次 30~60min,每天 2~3 次,或根据医嘱执行。操作步骤及应用期间观察要点与 IPC 装置相似。

对比应用 IPC 装置和 AES,VFP 更易穿戴,对患者术后静止状态影响较小。并且,VFP 的充放气频率比 IPC 装置快,作用时间更为符合人体静脉血液回流状态。但多个指南仍然推荐 IPC 和 AES 作为 VTE 的主要物理预防方式,可能与 VFP 还未进一步在各大医院普及有关,故 VFP 使用的最佳、最有效的使用时间、频次也待深入研究。

四、经皮电刺激装置(图 4-14)

经皮电神经刺激(transcutaneous electrical nerve stimulation,TENS)是指将电流脉冲通过电极施压于皮肤,产生神经动作电位,引起人工肌肉收缩,又称神经

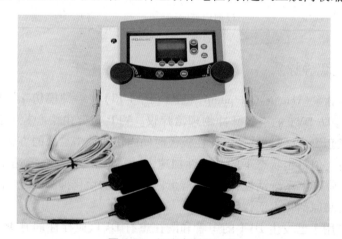

图 4-14 经皮电刺激装置

肌肉电刺激(neuro muscular electrical stimulation,NMES)。相关研究表明,NMES可增加下肢静脉血流速和流量,减轻静脉淤滞,效果优于IPC,但NMES在VTE预防中的临床应用和有效性仍存在争议。

NMES并不是各大指南推荐的物理预防血栓的方法,这可能与NMES对皮肤刺激带来患者不适感有关,但其可用于对药物预防或其他物理预防方法禁用的患者。另外,NMES引起的肌肉收缩不同步,也可能不如横纹肌收缩有效。考虑到皮下组织的黏性所产生的阻力,用标准的表面刺激来激活深层结构通常是有限的,因此,NMES理想状态的传输设置(频率、能量等)仍然未知。

2014年,NICE颁布了关于Geko装置预防VTE的指南,Geko装置(FirstKind有限公司)是一种无创、小型(149mm×42mm×11mm)、便捷(16g)的电池供电的一次性NMES装置。它采用专利电脉冲输送系统,利用神经冲动刺激腓总神经引起小腿和足部的肌肉收缩,肌肉运动驱动小腿静脉肌肉泵,促进静脉的排空,增加血液回流到心脏,它的应用效果优于IPC装置,提高了大约30%的静脉血流量。该装置为自粘设计,尺寸固定,对皮肤的接触面积为35cm^2,可减少对皮肤的刺激,根据患者需要应用于单侧肢体或者双下肢,不限制膝关节的运动,但必须每24h更换一次。由于不同装置肌肉收缩类型等可能存在差异,目前使用的其他NMES装置所显示的疗效不能等同于Geko装置,因此,还需要进一步的研究来证实Geko装置对降低VTE的发生率。

(植艳茹　李海燕)

第三节　药　物　预　防

VTE的药物预防是伴随抗凝药物的不断演化而发展成熟起来的,抗凝药物的应用经历了漫长的发展过程。从20世纪20年代肝素被发现,30年代提纯应用于临床;40年代,以华法林为代表的维生素K抑制剂问世;80年代低分子肝素发明并成熟应用;到90年代首个凝血酶直接抑制剂诞生;直至进入21世纪,一系列新型单靶点药物不断涌现:包括2002年上市的静脉间接Xa因子抑制剂,2004年上市的口服直接凝血酶抑制剂,2008年上市的口服直接Xa因子抑制剂;寻求方便、直接、安全、有效是其发展的主线。随着里程碑式药物的出现,抗凝药物目前已成为VTE预防的主要措施之一和基础治疗手段。抗凝的目的是通过抗凝使血液高凝状态得到控制,可有效防止血栓的发生和复发,并使已形成的血栓不继续发展,同时可促进机体自身纤溶机制溶解已形成的血栓。值得注意的是,在进行VTE药物预防前,需要先评估患者是否存在出血风险(出血风险评估表详见第三章第二节相关内容),如果存在出血风险,应优先采用基础预防和物理预防,待出血风险降低或消失后,再进行药物预防。

目前,临床应用的抗凝药物根据作用机制的不同,主要分为五大类:①凝血酶间接抑制剂,主要包括:普通肝素(unfractionated heparin,UFH)和低分子肝素(low molecular weight heparin,LMWH),目前临床常用的 LMWH 有依诺肝素钠注射液(克赛)、那屈肝素钙注射液(速碧林)、达肝素钠注射液(法安明)等。②凝血酶直接抑制剂(direct thrombin inhibitor,DTIs),可分为一价和二价抑制剂,其中一价抑制剂包括达比加群酯、阿加曲班等;二价抑制剂主要是水蛭素类,包括天然水蛭素、重组水蛭素(来匹卢定)、水蛭素类似物质(比伐卢定等)等。③维生素 K 拮抗剂(vitamin K antagonist,VKA),主要为香豆素类,代表药物是华法林(warfarin)。④凝血因子 Xa 直接抑制剂,包括利伐沙班、阿哌沙班、艾多沙班等。⑤凝血因子 Xa 间接抑制剂,常用药物为磺达肝癸钠(fondaparinux)。

上述抗凝药物根据给药途径的不同可以分为胃肠外抗凝药物和口服抗凝药物。胃肠外抗凝药物包括:普通肝素、低分子肝素、磺达肝癸钠、阿加曲班、水蛭素类;口服抗凝药物包括:VKA(如华法林)和新型口服抗凝药物(new oral anticoagulant,NOACs),目前,FDA 批准上市的 NOACs 包括上述提到的四种药物:达比加群酯、利伐沙班、阿哌沙班、艾多沙班。

本节将介绍常用抗凝药物及其在临床中具体使用方法。

一、凝血酶间接抑制剂

(一)普通肝素

肝素(UFH)是由约翰-霍普金斯大学 Howell 实验室的 Jay Mclean 于 1916 年首先发现,于 1935 年纯化并命名为肝素,1937 年肝素的纯化形式首次应用于人体。从此,肝素开始作为抗凝剂用于治疗血栓性疾病,并逐步成为公认的有效抗凝血药物。它是由分子量介于 3~30kDa(平均分子量 15kDa)大小不等的葡萄糖胺聚糖构成的混合物。药用肝素的主要来源是牛肺和猪肠黏膜。

1. 药理作用(图 4-15)

(1)抗凝作用:肝素的抗凝作用主要依赖于体内的抗凝血酶 Ⅲ(antithrombin-Ⅲ,AT-Ⅲ),抗凝血酶是内源性凝血系统中对凝血酶、Xa 因子及其他凝血因子强而有效的抑制剂,肝素通过与 AT-Ⅲ 结合形成肝素-抗凝血酶复合物,使多种凝血因子(Ⅱa、Ⅸa、Xa、Ⅺa、Ⅻa)失活,从而发挥抗凝作用。肝素可以使 AT-Ⅲ 的作用提高 1 000 倍。其中,凝血因子 Ⅱa、Xa 对复合物较敏感,故应用肝素抗凝时机体主要通过抑制凝血因子 Ⅱa、Xa 的活性阻断凝血酶,从而阻止纤维蛋白原转变成纤维蛋白实现抗凝作用。因此,对于 AT-Ⅲ 缺乏症(>50%)的患者,肝素几乎不发挥作用。

(2)对血小板的作用:高分子量的肝素组分中,有足够的部位与血小板起作用,引起血小板的功能改变,导致出血不良反应。

(3)其他作用:促进纤维蛋白溶解(纤溶作用)、增强血管对白蛋白和红细

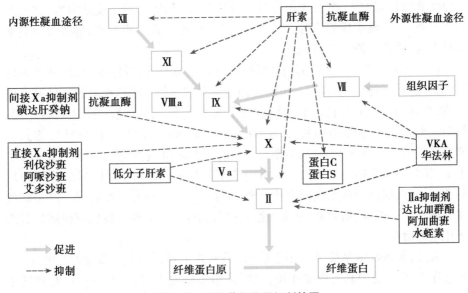

内源性凝血途径　　　　　　　　　　　　　　　　外源性凝血途径

促进
抑制

图 4-15　抗凝药物作用机制简图

胞的通透性、降低血黏度、使血管内皮细胞表面的负电荷恢复正常、保护血管内皮不受损,且能够间接预防血栓、抑制血小板源生长因子、促进平滑肌增殖、降低血脂及抑制醛固酮分泌。尽管肝素有多种作用,但在临床上,普通肝素主要作为抗凝剂使用,用于预防血栓性疾病。

2. 适应证和禁忌证

（1）适应证:预防外科大手术后血栓形成,尤其是腹部和下肢骨科手术后、需要长期卧床、循环障碍等容易并发 DVT 的患者。其他如有血栓前状态(血小板聚集增加、凝血因子增多、抗凝因子减少、纤溶活性减弱、血黏度增高等)的患者。

（2）禁忌证:①某些外科手术使用肝素可引起致命性出血,如脑外科手术等;②消化道活动性溃疡、严重高血压、脑出血等;③有出血性疾病或者存在出血倾向者;④严重心、肾、肝功能不全或恶病质者;⑤妊娠和产后;⑥活动性肺结核并发空洞者;⑦有细菌性心内膜炎者;⑧对肝素过敏者。

3. 应用方法　①VTE 预防采用中、小剂量:成人每日 10 000～15 000U（100～150mg）,每次 50mg（5 000U）,每 8～12h 1 次,静脉注射。②预防导管相关性血栓形成:CVC、PICC、静脉留置针肝素封管液配制浓度为 10U/ml,输液港配制浓度为 100U/ml。封管液最小剂量以（导管容积+外接器具容积）×2 为宜。

4. 不良反应及处理

（1）主要不良反应:①出血:包括黏膜出血、脏器出血、伤口出血等,严重可导致重要脏器自发性出血;②HIT:HIT 在普通肝素应用者中发生率为 1%～3%,

由免疫介导机制发生,主要表现为血小板减少、血栓栓塞、局部皮肤损害、弥散血管内凝血、急性血小板激活综合征等,一旦发生可导致严重后果;③血浆 AT-Ⅲ水平下降、骨质疏松、反跳现象等。

（2）不良反应的处理:①当肝素过量导致出血时,轻者停用肝素,重者需使用鱼精蛋白注射液中和肝素。鱼精蛋白是鱼类成熟精子细胞提取的一种碱性蛋白质,在体内可与强酸性的肝素形成稳定的复合物,从而使肝素失去抗凝作用。每 1mg 鱼精蛋白可拮抗 100U 肝素,在肝素注射 30min 以后,每 100U 肝素只需要鱼精蛋白 0.5mg,每次用量不超过 50mg,需要时可重复使用。体外循环等手术结束时,通常应用鱼精蛋白拮抗术中使用的肝素。②发生 HIT 时应立即停用肝素,及时观察是否存在血栓栓塞事件,使用非肝素类抗凝药物替代。严重病例需要输注血小板,应用激素,甚至血浆置换等治疗。③其他不良反应根据情况给予相应的治疗。

总之,普通肝素是最早应用于临床、最常规的抗凝药物。20 世纪 70 年代,肝素在 VTE 预防中起着重要作用,当时的很多研究表明:小剂量肝素在预防术后致命性肺栓塞的发生和降低死亡率方面效果明显;大剂量肝素在 VTE 二级预防中同样具有良好的效果和安全性。但随着更为方便、安全、有效的低分子肝素和各种新型抗凝药物的出现,普通肝素作为预防 VTE 的核心角色已逐步被替代,而更多地用于辅助抗凝治疗。

（二）低分子肝素

低分子肝素(LMWH)属于第二代肝素类抗凝剂,于 20 世纪 70 年代发明,是由普通肝素酶解或化学降解产生的肝素分子片段。因此,其分子量远小于普通肝素,通常把分子量<6 000Da 的肝素称为低分子肝素,目前临床上常用的低分子肝素平均分子量在 4 000~5 000Da。LMWH 具有更多可预见的药代动力学和药效学特性,且半衰期较长,发生非出血性副作用的风险较低,无须监测凝血功能。基于其诸多优势,LMWH 在许多临床实践中逐渐取代普通肝素。

1. **药理作用**　低分子肝素的抗凝作用与普通肝素类似,但又不完全相同,分子层面的研究显示:肝素要发挥抗Ⅱa 因子的活性,分子量至少要达到 5 400Da 以上,普通肝素绝大多数分子都超过该数值,因此普通肝素抗Ⅹa 和Ⅱa 因子的比值约为 1:1;低分子肝素分子量超过 5 400Da 很少,其抗Ⅹa 与Ⅱa 因子的活性比值为 2~4:1,具有选择性抗凝血因子Ⅹa 的活性,对凝血酶及其他凝血因子影响不大,分子量越低,抗凝血因子Ⅹa 活性越强,这样就使抗血栓作用与出血作用分离,保持了肝素的抗血栓作用而降低了出血的风险。

2. **适应证和禁忌证**

（1）适应证:①普外科、泌尿外科、心肺外科、妇科和骨科等手术围术期 DVT 的预防;长期卧床患者 DVT 的预防;重症烧创伤稳定期、感染患者、ICU 患者 DVT 的预防等;②可用于预防血液透析所引起的管道内凝血;③预防血管介入手术后管腔血栓形成、再闭塞,各种血管成形术、心导管手术、房颤治疗所致的血栓形成;④VTE 的二级预防;⑤用于输血或血液标本的制备。

(2)禁忌证:①对肝素过敏者;②围生期妇女;③近期严重外伤、眼、脑、脊柱手术、腰椎导管留置者;④近期脑出血病史者;⑤严重肝肾功能不全者;⑥恶性高血压未控制者;⑦伴出血风险的恶性肿瘤患者;⑧亚急性细菌性心内膜炎患者;⑨血友病患者;⑩伴有出血风险的消化道溃疡患者。

3. **应用方法** 目前临床应用的低分子肝素种类较多,既有钠盐也有钙盐,每个品牌规格也不尽相同。低分子肝素注射途径为皮下注射,禁止肌内注射。长期注射者应更换注射部位。由于不同的低分子肝素分子量不同,抗 Xa 活性及剂量不同,因此不可相互替代及交叉使用。

(1)VTE 预防:内科患者推荐剂量为 4 000AxaIU,1 次/d,最短应用 6d,至患者不卧床为止,最长为 14d。外科患者推荐剂量为 2 000AxaIU 或 4 000AxaIU,1 次/d,应于术前 2h 第一次注射,VTE 高危者,术前 12h 给药,4 000AxaIU,1 次/d。一般连续用药 7~10d。

(2)VTE 二级预防:推荐剂量为 100AxaIU/kg,2 次/d,一般疗程为 10d,适时过渡到口服抗凝药物。口服抗凝药物过程中,若明确 VTE 复发,建议转换为低分子肝素抗凝;恶性肿瘤患者合并 VTE 在口服抗凝药物过程中出现 VTE 复发,建议转换为低分子肝素至少应用 1 个月;长期应用低分子肝素抗凝的 VTE 患者治疗过程中出现复发,建议增加低分子肝素 1/4~1/3 用量。

4. **注射方法** 低分子肝素注射针头越长,注射到肌肉层的风险越大。除预灌式注射器外,选择注射工具需根据个体体型、生理特点和抗凝剂剂型来决定。对于儿童和消瘦的患者,尽可能选择短型针头,在捏皮注射时严格把握进针角度及深度,防止注射至肌肉层。

预灌式低分子肝素注射器主要由玻璃针管、活塞、针帽、推杆和/或注射针组成,其优势在于有完好密封的包装系统、高精度微量灌装,剂量准确,应用方便。目前,预灌式低分子肝素均为带注射针产品,针头长度及外径较普通 1ml 注射器短小,安全性高、耐受性好,不同预灌式低分子肝素之间针头规格参数差别不大。对于预灌式低分子肝素,注射方法见图 4-16。

(1)操作前评估:核对患者身份,评估患者全身情况,严格掌握适应证及禁忌证。查看注射部位有无破损、瘀斑、瘢痕、硬结、色素沉着、炎症、水肿、溃疡、感染等,定位需避开上述部位。评估患者的心理状态、合作程度。

(2)注射:预灌式低分子肝素皮下注射推荐使用腹壁皮下注射定位卡(图 4-17),按数字顺序合理选择注射部位:以肚脐为中点作"十"字线,将腹部分成 4 个象限,逐次交替选择左、右腹部。此卡中央不带数字的大孔为禁止注射区域,其余小孔按数字从小到大依次选择,每次注射去掉一个小孔,能有效保证 2 次注射点进行适当间隔,并有规律进行轮换。预灌式低分子肝素注射

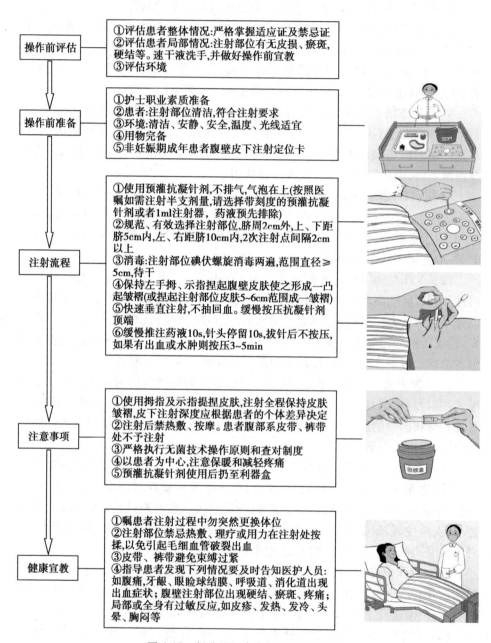

操作前评估
①评估患者整体情况:严格掌握适应证及禁忌证
②评估患者局部情况:注射部位有无皮损、瘀斑、硬结等。速干液洗手,并做好操作前宣教
③评估环境

操作前准备
①护士职业素质准备
②患者:注射部位清洁,符合注射要求
③环境:清洁、安静、安全、温度、光线适宜
④用物完备
⑤非妊娠期成年患者腹壁皮下注射定位卡

注射流程
①使用预灌抗凝针剂,不排气,气泡在上(按照医嘱如需注射半支剂量,请选择带刻度的预灌抗凝针剂或者1ml注射器,药液预先排除)
②规范、有效选择注射部位,脐周2cm外,上、下距脐5cm内,左、右距脐10cm内,2次注射点间隔2cm以上
③消毒:注射部位碘伏螺旋消毒两遍,范围直径≥5cm,待干
④保持左手拇、示指捏起腹壁皮肤使之形成一凸起皱褶(或捏起注射部位皮肤5~6cm范围成一皱褶)
⑤快速垂直注射,不抽回血。缓慢按压抗凝针剂顶端
⑥缓慢推注药液10s,针头停留10s,拔针后不按压,如果有出血或水肿则按压3~5min

注意事项
①使用拇指及示指提捏皮肤,注射全程保持皮肤皱褶,皮下注射深度应根据患者的个体差异决定
②注射后禁热敷、按摩。患者腹部系皮带、裤带处不予注射
③严格执行无菌技术操作原则和查对制度
④以患者为中心,注意保暖和减轻疼痛
⑤预灌抗凝针剂使用后扔至利器盒

健康宣教
①嘱患者注射过程中勿突然更换体位
②注射部位禁忌热敷、理疗或用力在注射处按揉,以免引起毛细血管破裂出血
③皮带、裤带避免束缚过紧
④指导患者发现下列情况要及时告知医护人员:如腹痛、牙龈、眼睑球结膜、呼吸道、消化道出现出血症状;腹壁注射部位出现硬结、瘀斑、疼痛;局部或全身有过敏反应,如皮疹、发热、发冷、头晕、胸闷等

图 4-16 低分子肝素腹部皮下注射流程

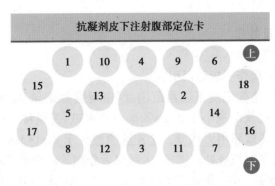

图 4-17　非妊娠期成年患者行低分子肝素腹壁皮下注射定位卡

前无须排气,保持空气完全处于药液上方。消毒后,左手拇、示指相距 5～6cm,提捏起腹壁皮肤使之形成一凸起皱褶,右手呈执笔姿势垂直握住针管,针尖朝下,于皱褶最高点垂直进针,无须抽回血。左手保持皮肤褶皱不放松,右手示指按压活塞缓慢推注药液 10s,药液推注完毕后停留 10s 再迅速拔针,拔针后无须棉签按压。

（3）健康教育:嘱患者注射过程中勿突然更换体位。注射完毕后注射部位禁忌热敷、理疗或用力按揉,以免引起毛细血管破裂出血。皮带、裤带避免束缚过紧。指导患者发现下列情况要及时告知医护人员:腹痛,牙龈、眼睑球结膜、呼吸道、消化道出现出血症状;腹壁注射部位出现硬结、瘀斑、疼痛;局部或全身出现过敏反应,如皮疹、发热、发冷、头晕、胸闷等。

视频:预灌式低分子肝
素腹部皮下注射术

5. **注意事项**　预灌式低分子肝素针头为嵌入式,注射前检查预灌式低分子肝素针管乳头部位有无裂纹,取出过程中避免方法不当导致针头弯曲。皮下注射深度应根据患者的个体差异、皮下脂肪厚度决定,患者腹部系皮带、裤带处不予注射。注射时,选择合适的注射部位,拇指及示指提捏皮肤,注射全程保持皮肤皱褶高度不变。

6. 不良反应及处理

（1）注射部位出血

1）原因：常因操作不规范而引起。

2）处理：记号笔标记皮下出血范围，严密观察并记录，需根据程度不同做相应对症处理：①皮肤出现小于 2cm×2cm 大小瘀斑，无须特殊处理，3~5d 可自行消退，避免局部热敷和用力按摩。②皮肤瘀斑大于 2cm×3cm 者，局部可能出现硬结或疼痛，需采取积极处理措施：注射前后分别予以冷敷 5min；皮下瘀斑处贴安普贴，3~5d 更换一次；新鲜芦荟叶片湿敷，30min/次，3 次/d；生马铃薯或白萝卜薄片湿敷，3~6 次/d。③发生血肿时，24h 内进行冷敷并压迫 30min，24h 后以 50%硫酸镁湿敷，若血肿较大，报告专科医生处理。

（2）全身其他部位出血

1）原因：发生率为 1.5%~20%，多见于静脉给药患者、年龄大者，主要由于其发挥抗凝作用引起出血表现。

2）处理：密切观察患者的生命体征，评估患者的出血部位、出血量和持续时间等，根据出血量遵医嘱进行相应处理：出血量较大时，需停用低分子肝素；出血量小时，动态观察出血情况，并给予积极对症处理。

（3）过敏反应

1）原因：变应原可为肝素类制剂或预灌式注射器中的组件。局部过敏症状主要有皮疹，并伴有瘙痒、麻木感。全身性过敏症状较为罕见，低分子肝素的全身反应主要为 HIT。

2）处理：注射后发生 HIT 的患者，可选择阿加曲班等非肝素类抗凝药物，需停用低分子肝素并选择替代抗凝用药。皮疹瘙痒明显者可遵医嘱局部外用糖皮质激素类药物等进行相应处理。

二、凝血酶直接抑制剂

凝血酶直接抑制剂（DTIs）代表药物有达比加群酯、阿加曲班、水蛭素类等。DTIs 可以直接与凝血酶结合并抑制凝血酶活性，不需要辅因子的参与。达比加群酯通过口服方式给药，阿加曲班经静脉注射给药，水蛭素处于临床试验阶段。

（一）达比加群酯

达比加群酯（dabigatran etexilate）是一种新型非肽类、竞争性、可逆的直接凝血酶抑制剂，由德国研发，2008 年上市，属于新型口服抗凝药物（NOACs）的一种。

1. 药理作用 该药物以小分子药物前体形式存在，口服后，经过酶催化水解后转化吸收。通过直接抑制凝血酶来降低凝血酶的数量，进而抑制纤维蛋白原转化成纤维蛋白，达比加群酯还可以抑制游离凝血酶、与纤维蛋白结合的凝血酶和凝血酶诱导的血小板聚集，从而预防血栓形成。

2. 适应证和禁忌证

（1）适应证

1）VTE 二级预防。

2）预防存在以下一个或多个危险因素的成人非瓣膜性房颤患者的卒中和全身性栓塞：①先前曾有卒中、短暂性脑缺血发作或全身性栓塞；②左心室射血分数<40%；③伴有症状的心力衰竭，纽约心脏病协会（NYHA）心功能≥2 级；④年龄≥75 岁；⑤年龄≥65 岁，且伴有以下任一疾病：糖尿病、冠心病或高血压。

（2）禁忌证：①重度肾功能不全（肌酐清除率<30ml/min）；②临床上显著的活动性出血；③严重的肝功能不全或肝病；④已知对活性成分或本品任一辅料过敏者。

（3）应用方法：①成人推荐剂量为每日口服 300mg（150mg/粒的胶囊制剂，每日 2 次）；②存在高出血风险的患者，推荐剂量为每日口服 220mg（110mg/粒的胶囊制剂，每日 2 次）。

（4）不良反应：主要不良反应为出血，尤其对于肾功能不全患者。另有胃肠道不适、肝功能异常等。目前达比加群酯的抑制剂尚处于临床试验阶段。

（二）阿加曲班

该药物在我国获批适应证：用于发病 48h 内的缺血性脑梗死急性期患者改善神经症状。目前尚未有应用于 VTE 预防的适应证获批。

（三）水蛭素类

水蛭素（hirudin）类抗凝药物主要包括天然水蛭素、重组水蛭素（来匹卢定）和水蛭素类似物（比伐卢定）。目前水蛭素类抗凝剂主要用于治疗 HIT 患者，经皮冠脉介入术后血栓形成患者等。目前尚未有应用于 VTE 防治的适应证获批。

三、维生素 K 拮抗剂

维生素 K 拮抗剂（vitamin K antagonist，VKA）的发现是抗凝药物领域继肝素之后的第二个里程碑。常见的 VKA 有双香豆素、双香豆素乙酯、环香豆素、卜丙酮香豆和醋硝香豆素等。由于这些抗凝剂可以口服给药，故又称为口服抗凝剂。其核心代表药物为华法林。

华法林的发现溯源于 20 世纪 20 年代加拿大和与其接壤的美国北部草原，很多农场主因为牧牛进食甜三叶草后出血死亡，从而发现该类植物中含有导致获得性凝血障碍的物质。40 年代，科学家从该类甘草植物中提取出双香豆素，并从 150 种双香豆素变异结构中找到 42 号，命名为"华法林"。1948 年华法林作为灭鼠药正式上市。1951 年因为一起美国士兵口服灭鼠药自杀事件，学者发现华法林的"解毒药"为维生素 K。1954 年开始，华法林被作为抗凝药物应用于临床。直至 1978 年，其作用机制被完全揭示，INR 随即被提出。半个多世纪以来，华法林一直起着抗凝治疗中流砥柱的作用。目前仍被广泛应用于多种疾病的抗凝治疗,但治疗范围窄,有效性和安全性个体差异很大,剂量很难掌握,即使很小的剂量也可能会导致出血,抗凝不足又会导致血栓形成,因而限制了其在临床上的应用。近年来,随着分子生物学领域的快速发展,基因多态性的研究给华法林临床个体化用药带来希望。

1. 药理作用　华法林在体内有对抗维生素 K 的作用。华法林通过抑制肝脏线粒体内的羧基化酶,从而抑制维生素 K 参与的凝血因子 Ⅱ、Ⅶ、Ⅸ、Ⅹ、蛋白 C、蛋白 S 的合成,发挥抗凝作用,对血液中已有的凝血因子 Ⅱ、Ⅶ、Ⅸ、Ⅹ并无抵抗作用。

2. 适应证和禁忌证

（1）适应证:①VTE 二级预防;②非瓣膜性房颤成年患者,降低卒中和全身栓塞的风险;③心脏瓣膜病和瓣膜置换术后预防血栓形成和全身栓塞风险。

（2）禁忌证:①对华法林及药物其他成分过敏者;②明显肝肾功能损害患者;③细菌性心内膜炎、心包炎及明显心包积液;④中重度高血压(≥160/100mmHg)控制不良患者;⑤凝血功能障碍伴出血倾向的患者;⑥活动性消化道、泌尿生殖道、呼吸道溃疡或明显出血的患者;⑦妊娠、子痫、子痫前兆、先兆流产的患者;⑧围手术期(包括眼科、中枢神经、口腔科手术)、重要脏器或腰椎阻滞麻醉、腰椎穿刺无法控制出血风险的患者;⑨中枢神经系统出血、脑动脉瘤、主动脉夹层及其他出血性疾病的患者;⑩恶病质、恶性肿瘤伴有出血倾向的患者;⑪肝素诱导的血小板减少症的患者血小板计数恢复前;⑫蛋白 S、蛋白 C 缺乏患者及无人监督且依从性不佳的患者。

3. 应用方法　华法林为片剂,临床常见有两种规格,2.5mg 和 3.0mg。因为华法林受多种因素的影响,因此患者受年龄、体重、性别等因素影响,所需的华法林剂量是不同的。临床医生需要根据凝血酶原时间(prothrombin time,PT)和 INR 来确定。华法林在体内几乎完全经过肝脏代谢,服药后 12~18h 起效,36~48h 达到高峰,半衰期为 36~42h。治疗初三天由于血浆抗凝蛋白细胞被抑制可以存在短暂高凝状态,导致该药物起效比较缓慢。首次给药后,根据药物剂量,2~7d 出现抗凝作用。若要快速获得抗凝效果,则需要其他抗凝药物重叠使用(如肝素、低分子肝素、NOACs 等),待华法林发挥抗凝作用后(根据 INR 数值,一般 INR≥2.0 维持 2d)停用其他抗凝剂。理论上成人口服剂量,开始即给予 5mg/d 维持量,4~5d 当 INR 达标后,每周复查 2~3 次 INR 持续 1~2 周,结果稳定可减少监测次数,INR 持续稳定,可维持 2~4 周监测一次。如果药物剂量调整时,需要重新密切监测 INR。

（1）应用剂量:初始剂量为 1~3mg,与其他抗凝剂(如肝素、低分子肝素、NOACs 等)重叠 5d,当 INR 为 2.0~3.0 后,单独服用华法林,并予以监测 INR 调整。根据国际指南至少口服 3 个月,若 VTE 原因不明或危险因素不能消除,需长期抗凝。

（2）INR 不达标时药物调整：①当 INR 超出治疗范围但是小于 5.0,患者没有出现临床重要部位出血或进行手术而需要快速逆转 INR 时,华法林可以减量,或者停用。在 INR 接近期望范围时再以较小的剂量重新给予。②如果 INR 在 5.0~9.0 之间,患者没有出血,也没有导致出血的危险因素,可以停用华法林 1~2d,当 INR 降至治疗范围时再以较小的剂量重新给予,对于出血危险性较高的患者给予口服维生素 K_1（1~2.5mg）并停用华法林。③急诊手术或者拔牙需要快速逆转 INR 并期望 INR 在 24h 内下降时,可以给予口服维生素 K_1 2~5mg,如果 INR 在 24h 后仍然较高,可额外再给 1~2mg 维生素 K_1。④如果 INR>9.0,但是不伴有临床重要部位出血,应该给予口服维生素 K_1 3~5mg 并期望 INR 在 24~48h 内下降,密切监测 INR,如果有必要可重复给予口服维生素 K_1。⑤如果因为严重的出血或华法林过量（INR>20）而需要快速逆转抗凝,应该静脉缓慢注射 10mg 维生素 K_1,并依据情况紧急程度补充新鲜血浆或凝血酶原复合浓缩剂,必要时可每 12h 给予一次额外剂量的维生素 K_1。⑥如果发生威胁生命的出血或者华法林严重过量,凝血酶原复合浓缩剂替代治疗是必要的,静脉缓慢注射 10mg 维生素 K_1 作补充治疗,根据 INR 可重复使用,给予大剂量的维生素 K_1 后如果要重新应用华法林,应该给予肝素直到维生素 K_1 的作用被反转而且患者恢复华法林敏感性。

（3）注意事项：华法林的药理作用受到多种药物及食物的影响。

1）食物对华法林的影响：①可以降低华法林抗凝作用的食物有:菠菜、白菜、胡萝卜、西红柿、西蓝花、豆类、海藻类、牛油果、动物肝脏类、绿叶蔬菜（包心菜、生菜等）、肥肉、绿茶等;②可以增强华法林抗凝作用的有:柚子、鱼肝油、丹参、银杏、人参和甘草。口服期间应尽量保持饮食结构的平衡,不要盲目改变食物结构、添加营养品,并定期监测 PT 和 INR。不必特意偏食或禁食某种食物。

2）药物对华法林的影响：①能增强华法林抗凝作用的药物有:广谱抗生素,如:罗红霉素、克拉霉素、莫西沙星等;抗酸药,如:西咪替丁等;口服降糖药,如:甲苯磺丁胺等;非甾体解热镇痛药,如:阿司匹林等;抗心律失常药,如:胺碘酮等;中草药,如:丹参、当归、银杏叶、大蒜、黄连、番木瓜等。②能减弱华法林抗凝作用的药物有:巴比妥类药物,如:苯巴比妥;镇静催眠药,如:地西泮;中草药,如:西洋参、金丝桃。

4. 不良反应　最严重的并发症为出血,轻者如皮下出血、眼内出血,重者可有颅内出血及其他重要脏器出血。根据前述 INR 超标情况处理。另有脱发、胆固醇栓塞综合征、钙过敏、足趾坏疽、骨筋膜室综合征等并发症,汇报专科医师根据不同情况予以相应处理。

四、凝血因子Ⅹa直接抑制剂

在抗凝药物研发和应用的历程中,Ⅹa 靶点的发现是又一件具有里程碑意义的事件。21世纪初,世界上多个经典试验研究充分证实了这一点,从此,Xa抑制剂作为良好的抗凝药物正式登上舞台,并以其快捷、方便、安全、高效的特点逐步发挥出越来越重要的作用。其中作为NOACs代表药物的Xa直接抑制剂占了很大比重。目前,已应用于临床的口服Xa直接抑制剂包括利伐沙班、阿哌沙班和艾多沙班。

(一)利伐沙班

利伐沙班(rivaroxaban)是一种直接抗Xa因子口服抗凝药,于2008年上市,是目前NOACs的代表药物之一。

1. 药理作用 利伐沙班能够选择性的与Xa因子的活性部位结合,而不需要辅因子,从而阻碍其在凝血过程中发挥作用,抑制凝血酶的生成,预防和治疗血栓。利伐沙班在摄入3h达到血药浓度最大值,其半衰期为5~9h,但在年龄超过75岁的患者中能够延长到11~13h,极少发生药物相互作用,食物不影响其吸收,口服生物利用度超过80%。

2. 适应证和禁忌证

(1)适应证:①用于髋关节或膝关节置换手术成年患者,预防DVT;②用于治疗成人VTE,降低DVT和PE复发风险;③用于治疗具有一种及多种危险因素的非瓣膜性房颤成年患者,降低卒中和全身栓塞的风险。

(2)禁忌证:①对该药品过敏者;②有临床意义的活动性出血者;③具有显著大出血风险的病情者,如活动性消化道溃疡,出血风险较高的恶性肿瘤,近期脑部、脊柱、眼科手术史,近期颅内出血,已知食管静脉曲张患者,动脉瘤或脊椎、颅内重大血管畸形;④伴有凝血异常和临床相关出血风险的肝病患者,包括达到Child B和C级的肝硬化患者;⑤孕妇及哺乳期妇女;⑥肌酐清除率<30ml/min者。

3. 应用方法 利伐沙班目前国内有三种规格,分别为10mg、15mg、20mg,均为口服制剂。10mg可与食物同服,也可以单独服用;15mg及20mg片剂应与食物同服。不能整片吞服的患者,可将药物碾碎,与苹果酱混合后立即口服。利伐沙班用量与患者种族、体重、性别无关。口服利伐沙班,不需要定期监测凝血指标,PT及INR变化不说明药物的功效。利伐沙班和其他药物可发生相互作用,临床试验证实:抗真菌药物(如酮康唑、伏立康唑等)、HIV蛋白酶抑制剂(如利托那韦等)、其他抗凝药物、非甾体抗炎药、抗血小板药物均可使其药效和出血风险增加,不建议同时服用。利福平、苯妥英钠、卡马西平、苯巴比妥等药物与利伐沙班合用,可使药效降低,不建议同时服用。

(1)用于髋关节或膝关节置换手术成年患者,预防DVT:推荐口服剂量为10mg,1次/d。如伤口已止血,首次用药时间建议为术后6~10h之间。对于接受髋关节大手术者建议疗程为35d,对于接受膝关节大手术者建议疗程为12d。如发生漏服,当日立即补服,次日继续每日服药一次。

（2）用于成人 VTE 的二级预防，降低 VTE 复发风险：急性 VTE，推荐剂量为 15mg，2 次/d，维持三周，之后改为 20mg，1 次/d；根据不同发病因素谨慎评估用药时间，基于一过性风险因素至少 3 个月疗程，基于长期风险因素或者特发性 VTE 进行长期治疗。在口服 15mg，2 次/d 期间，若发生漏服，立即当日补服，确保每日达到 30mg 服用量，次日继续原剂量口服。在口服 20mg，1 次/d 期间，若发生漏服，当日立即补服，次日继续原剂量用药，不要为了弥补漏服而使剂量加倍。在 VTE 治疗中，中度肾功能损害者（肌酐清除率为 30~49ml/min），前三周剂量不变，其后可考虑 20mg，1 次/d 降为 15mg，1 次/d 口服。

4. 不良反应

（1）出血性并发症：发生率不高，非瓣膜性房颤治疗高于 VTE 治疗，可出现皮肤黏膜出血、皮肤瘀斑，严重可导致消化道、泌尿生殖系统出血，口服药物期间注意观察出血情况。

（2）其他少见不良反应：如过敏反应、肝功能损害、血小板减少等。

（二）阿哌沙班

阿哌沙班（apixaban）也是一种直接抗 Xa 因子口服抗凝剂，于 2012 年 12 月欧美国家上市，次年 4 月在中国上市。

1. 作用机制 阿哌沙班与利伐沙班属于同一类药物，其作用机制基本相同，从而发挥抗凝作用。阿哌沙班在用药 3~4h 达到最高血药浓度，半衰期 10~14h，与利伐沙班相近。

2. 适应证与禁忌证

（1）适应证：阿哌沙班在欧美市场获批适应证与利伐沙班类似，即：①用于髋关节或膝关节置换手术成年患者，预防 DVT；②用于成人 VTE 二级预防，降低 DVT 和 PE 复发风险；③用于治疗具有一种及多种危险因素的非瓣膜性房颤成年患者，降低卒中和全身栓塞的风险。中国获批适应证仅有一项：用于髋关节或膝关节置换手术成年患者，预防 DVT 发生。

（2）禁忌证：与利伐沙班类似，肌酐清除率<15ml/min 的患者不推荐使用。

3. 应用方法 阿哌沙班片剂规格为 2.5mg，整片口服，不受食物影响。若不能整片吞服患者，将药物碾碎与水、葡萄糖溶液、苹果汁、苹果酱混合后口服。首次口服时间为术后 12~24h 之间。

（1）用于髋关节置换手术成年患者，预防 DVT：2.5mg，2 次/d，口服，推荐疗程为 32~38d。

（2）用于膝关节置换手术成年患者，预防 DVT：2.5mg，2 次/d，口服，推荐疗程为 10~14d。

4. 不良反应 阿哌沙班的不良反应及处理原则与利伐沙班类似。

（三）艾多沙班

艾多沙班（edoxaban）是第三个上市的直接抗 Xa 因子的口服药，2011 年在日本上市应用于静脉血栓的预防。2018 年底在我国获批,2019 年下半年上市。

1. 作用机制　其作用机制与前两者类似。

2. 适应证与禁忌证

(1) 适应证:①用于成人 VTE 的预防,降低 DVT 和 PE 复发风险;②用于治疗具有一种及多种危险因素的非瓣膜性房颤成年患者,降低卒中和全身栓塞的风险。

(2) 禁忌证:与前述该类药物禁忌证基本相同,包括:①肌酐清除率<15ml/min 的患者不推荐使用;②伴有凝血功能障碍和临床相关出血风险的肝病患者不推荐使用。

3. 应用方法　艾多沙班有常规口服片剂和口崩片两种制剂,是目前所有新型口服抗凝药中唯一拥有口崩片的产品。两种制剂为 15mg、30mg 和 60mg 三种规格。口崩片服用更为方便,目前尚未在我国上市。常规口服片剂不受食物影响。具体推荐用量为:推荐剂量为 60mg,1 次/d,初始非口服抗凝药物(低分子肝素、普通肝素等)应用 5d 后开始用药。若存在中度以上肾功能损害(肌酐清除率 15~50ml/min),低体重(≤60kg),或与 P-糖蛋白抑制剂联用时,则推荐剂量为 30mg,1 次/d。两种适应证推荐剂量相同。对于手术患者要求至少于术前 24h 停用本药,手术或其他侵入操作后,确定已完全止血,可立即重新恢复服用。

4. 不良反应　艾多沙班的不良反应及处理原则与前述同类药物相似。

五、凝血因子Ⅹa 间接抑制剂

目前临床应用的凝血因子Ⅹa 间接抑制剂为磺达肝癸钠(fondaparinux),它是一种化学合成的高亲和力戊糖结构。于 2002 年正式上市,是一种新型化学合成抗凝药物,其可以选择性抑制Ⅹa 因子发挥抗凝作用。

1. 药理作用　磺达肝癸钠分子量只有 1 728Da,根据前文所述肝素类抗凝物作用机制,它通过与抗凝血酶的活化部位特异性结合,加速Ⅹa 因子复合物形成约 340 倍,快速抑制Ⅹa 因子,对Ⅱa 因子几乎没有影响,进而减少凝血酶产生和纤维蛋白形成。磺达肝癸钠给药后吸收迅速,生物利用度达 100%,2h 后即可达到最高血药浓度。半衰期大约 17h,1 次/d 给药,3~4d 后达到稳定血药浓度。由于磺达肝癸钠除了与抗凝血酶结合以外,几乎不与其他蛋白质结合,并且具有线性剂量依赖性的药代动力学特性,所以其药代动力学是可以预测的,用药过程中无须监测,其抗凝作用也比较稳定,而且个体之间的变异性很小,可以固定剂量给药,并不会引起 HIT。磺达肝癸钠主要经由肾脏排泄,肾功能异常者需要调整剂量。

2. 适应证和禁忌证

(1) 适应证:重大骨科手术,如膝关节置换手术、髋关节置换手术患者,以及腹部外科手术患者,用于预防 VTE 的预防。

(2) 禁忌证:①对本品过敏患者;②具有临床意义的活动性出血患者;③急

性细菌性心内膜炎患者;④肌酐清除率<20ml/min 的严重肾损害患者。

3. **应用方法**　本品为皮下注射应用或静脉内给药,禁忌肌内注射,规格为 0.5ml(2.5mg)。预防 VTE 时,推荐剂量为 2.5mg,1 次/d,皮下注射。于术后 6h 给药,通常连续使用至术后 5~9d。接受髋关节骨折手术患者,VTE 风险持续时间更长,需要再增加用药 24d。肾功能损害,肌酐清除率在 20~50ml/min 患者,每次剂量减少至 1.5mg/次。

4. **不良反应**　最常见的为出血,但出血风险低于普通肝素和低分子肝素。血小板异常及凝血功能异常较少见,均低于 1%。偶见过敏反应、胸痛、腹痛、消化不良等。

综上所述,用于 VTE 预防的抗凝药物多种多样,在临床上,应该充分评估患者是否存在出血风险,再根据患者的病情等因素进行综合考虑,选择相应的抗凝药物,并注意观察用药期间是否出现不良反应,达到安全用药的目的。具体抗凝药物的相关知识汇总见表 4-2。

表 4-2　抗凝药物相关知识汇总表

分类	药物		应用途径	基本特点
凝血酶直接抑制剂(Ⅱa 因子抑制剂)	一价	达比加群酯	口服	①通过抑制凝血酶,阻止纤维蛋白原裂解为纤维蛋白,阻断凝血瀑布的最后步骤,防止血栓形成②一价(达比加群酯、阿加曲班)直接抑制凝血酶;二价(水蛭素、重组水蛭素)除直接抑制凝血酶,还可将凝血酶和纤维蛋白分离
		阿加曲班	静脉注射	
	二价	水蛭素类	静脉滴注	
凝血酶间接抑制剂	普通肝素		静脉注射	①对游离凝血酶有抑制作用②与抗凝血酶结合,通过其间接作用,抑制 Ⅹa 和 Ⅱa 因子活性,发挥抗凝作用③低分子肝素为普通肝素的裂解片段,对 Ⅹa 因子的抑制作用强于对 Ⅱa 因子的作用
	低分子肝素(那屈肝素钙、依诺肝素钠等)		皮下注射	
维生素 K 抑制剂(VKA)	香豆素类		口服	①通过抑制维生素 K 依赖性的凝血因子 Ⅱ、Ⅶ、Ⅸ、Ⅹ 在肝脏的合成,发挥抗凝作用②抑制参与抗凝过程的蛋白 C、蛋白 S 的合成③对已合成的凝血因子无直接对抗作用,已合成的凝血因子相对耗竭后,开始发挥作用,故开始服药时需要重叠其他抗凝药物应用
	华法林			

续表

分类		药物	应用途径	基本特点
选择性Xa因子抑制剂	选择性Xa因子直接抑制剂	利伐沙班、阿哌沙班、艾多沙班	口服	①对Xa因子发挥直接抑制作用，不依赖抗凝血酶 ②既能阻断内源性凝血途径，也能阻断外源性凝血途径
	选择性Xa因子间接抑制剂	磺达肝癸钠	皮下注射	①为化学合成新型抗凝药物，分子量低 ②与抗凝血酶的戊糖结构特异性可逆性结合，间接抑制Xa发挥作用 ③对Ⅱa因子影响极小，出血风险低

（刘广钦　李燕　魏诗芳）

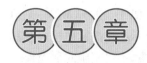

静脉血栓栓塞症的诊治与护理

第一节 下肢深静脉血栓形成的诊治与护理

下肢深静脉血栓形成(DVT)是常见的周围血管疾病,文献报道,如无预防措施,普通外科手术患者 DVT 发生率为 10%~40%,且呈逐年上升的趋势。一旦确诊为 DVT,轻者影响患者生活质量,重者可并发 PTE,甚至导致死亡。因此,早期识别、及时治疗 DVT,不仅可以减轻患者的痛苦,同时可以促进患者早日康复。

一、诊断

（一）临床可能性评估

1. 依据临床表现评估 急性下肢 DVT 主要表现为患肢突发肿胀、疼痛等,严重者可出现股青肿,患者下肢极度肿胀、剧痛、皮肤发亮呈青紫色、足背动脉搏动消失等。若患者近期有手术、严重外伤、骨折或肢体制动、长期卧床、肿瘤等病史,出现下肢肿胀、疼痛、小腿后方和/或大腿内侧有压痛时,提示下肢 DVT 的可能性大;但当患者无明显血栓发生的诱因,仅表现为下肢肿胀或症状不典型时,易出现漏诊、误诊。

2. Wells 评分 详见第三章第一节血栓风险评估(见表 3-6)。

（二）辅助检查

对于下肢 DVT 的诊断,无论临床表现典型与否,均需进一步进行实验室和影像学检查,以明确诊断。

1. 血浆 D-二聚体 血浆 D-二聚体是纤维蛋白复合物溶解时产生的降解产物。导致血浆 D-二聚体升高的原因有很多,如血栓形成、术后、恶性肿瘤、妊娠等。D-二聚体具有血栓敏感性较高而特异性差的特点,可用于急性 DVT 的筛查以及特殊情况下 DVT 诊断、疗效判断和 DVT 复发的危险程度评估。

2. 彩色多普勒超声 彩色多普勒超声是确诊 DVT 的首选方法,其敏感性、准确性均较高,在临床应用广泛。该检查对股、腘静脉血栓形成诊断的准确率高,对小腿静脉丛血栓形成和髂静脉血栓形成诊断的准确率较低。

3. CT 静脉成像(computed tomography venography,CTV) CTV 主要用于下肢主干静脉或下腔静脉血栓形成的诊断,准确性高。

4. 核磁静脉成像（magnetic resonance venogram，MRV）　进行 MRV，无须使用对比剂，能准确显示髂、股、腘静脉血栓，但不能很好显示小腿静脉血栓。尤其适用于孕妇，但对于体内含有金属植入物及心脏起搏器患者，不可实施此项检查。

5. 静脉造影　静脉造影诊断 DVT 的准确率高，可有效判断患者有无血栓、血栓部位、范围、形成时间和侧支循环情况，目前仍是诊断 DVT 的金标准。缺点是该检查有创，需要使用对比剂，可能引起对比剂肾病等。

（三）诊断流程

诊断流程见图 2-3。

二、治疗

（一）非手术治疗

1. 抗凝治疗　抗凝治疗是 DVT 的基本治疗方法，可抑制血栓蔓延，利于血栓自溶和血管再通，降低 PTE 的发生率和病死率。抗凝药物有 UFH、LMWH、维生素 K 拮抗剂和新型口服抗凝剂（包括直接凝血酶抑制剂、Xa 因子抑制剂等）。对于高度怀疑 DVT 的患者，如无禁忌，可先进行抗凝治疗，然后根据检查结果决定是否继续抗凝。有肾功能不全的患者建议使用 UFH、直接 Xa 因子抑制剂。

（1）UFH：剂量个体差异较大，使用时必须监测凝血功能，一般持续静脉给药。每 4～6h 根据活化凝血酶时间（activated partial thromboplastin time，APTT）调整肝素剂量，使其延长至正常值的 1.5～2.5 倍。使用肝素期间，警惕 HIT 发生。

（2）LMWH：常见药物如那屈肝素钙、依诺肝素钠、达肝素钠等，出血不良反应少，使用时大多数患者无须监测血小板计数。临床按体重给药，每次 100U/kg，每 12h 给药 1 次，皮下注射，肾功能不全者慎用。

（3）维生素 K 拮抗剂：常见药物如华法林等，是长期抗凝治疗的主要口服药物。服用华法林期间需监测 INR。治疗剂量个体差异较大，药效易受多种食物和其他药物影响。治疗初始常与低分子肝素联合使用，服药 2～3d 后开始测定 INR。当 INR 稳定在 2.0～3.0，并持续 24h 后停 LMWH，继续华法林治疗。华法林对胎儿有害，孕妇禁用。

（4）直接 Xa 因子抑制剂：常见药物如利伐沙班等，该药 33% 通过肾脏代谢，轻、中度肾功能不全的患者可以正常使用。使用利伐沙班期间不需监测凝血功能。

（5）直接 IIa 因子抑制剂：常见药物如阿加曲班等，分子量小，静脉用药能进入血栓内部。对凝血酶抑制能力强于肝素，主要适用于急性期、HIT 患者及存在 HIT 风险的患者。

2. 溶栓治疗　非手术的溶栓治疗主要指经外周静脉全身性应用溶栓药物，操作方便，但易引发出血。常见溶栓药物包括尿激酶、链激酶、阿替普酶（alteplase，rt-PA）等。

（1）尿激酶：直接作用于内源性纤维蛋白溶解系统，催化裂解纤溶酶原成纤溶酶。后者不仅能降解纤维蛋白凝块，亦能降解血浆中的纤维蛋白原、凝血因子Ⅴ和凝血因子Ⅷ等，从而发挥溶栓作用。尿激酶对新形成的血栓起效快、效果好。静脉滴注后，患者体内纤溶酶活性明显提高，停药几小时后，纤溶酶活性恢复原水平，但血浆中纤维蛋白原降低及纤维蛋白降解产物增加可持续12~24h。

（2）链激酶：作用原理是将纤溶酶原激活为纤溶酶。纤溶酶一方面可以迅速降解纤维蛋白原，降解产物不能参与纤维网形成，从而阻碍血栓的形成；另一方面纤溶酶可以直接降解纤维蛋白，引起血栓溶解。链激酶通过静脉给药，进入体内后迅速分布于全身，15min后分布在肝（34%）、肾（12%）和胃肠（7.3%），在血浆中的浓度逐渐衰减。

（3）rt-PA：为重组组织型纤溶酶原激活剂，是新型溶栓药物，溶栓效果好、单次给药有效，使用方便，不需调整剂量，且半衰期长。但该药物较为昂贵。

3. 其他药物治疗

（1）静脉血管活性药物：包括黄酮类、七叶皂苷类等。黄酮类（如地奥司明）具有抗炎、促进静脉回流，减轻患肢肿胀和疼痛作用，从而改善症状。七叶皂苷类（如马栗种子提取物）具有抗炎、减少渗出、增加静脉血管张力、改善血液循环、保护血管壁等作用。

（2）类肝素抗栓药物：如舒洛地特，具有较强的抗血栓作用，同时具有保护血管内皮、抗血小板和抗炎作用。

4. 物理治疗　主要包括间歇充气加压、梯度压力袜应用等。DVT术后患者虽然静脉恢复通畅，但患者下肢仍有不同程度肿胀，物理治疗不仅可以促进静脉回流，减轻肿胀，同时可预防远期并发症PTS。对于已经出现PTS患者，物理治疗有助于减轻或改善症状。

（二）手术治疗

1. 腔内治疗

（1）经导管接触溶栓（catheter-directed thrombolysis，CDT）：是指将溶栓导管置入血栓侧肢体静脉内，经导管直接使用溶栓药物，从而到达溶解血栓目的（图5-1）。CDT优势明显，能显著提高血栓的溶解率，治疗时间短，并发症少，为临床首选的溶栓方法。

1）适应证：①急性近端DVT（髂、股、腘静脉）；②全身状况好；③预期生存时间>1年；④出血风险低。

2）禁忌证：①溶栓药物过敏；②近期（2~4周内）有活动性出血，包括严重的颅内、胃肠、泌尿道等出血；③近期接受过大手术、活检、心肺复苏等；④近期有严重的外伤；⑤难以控制的高血压（血压>160/110mmHg）；⑥严重的肝肾功能不全；⑦细菌性心内膜炎；⑧动脉瘤、主动脉夹层、动静脉畸形患者；⑨年龄>75岁和妊娠者慎用。

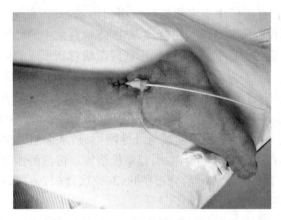

图 5-1 经导管接触溶栓

3）溶栓药物的选择：最常用的溶栓药物为尿激酶，具有起效快，效果好，过敏反应少的特点。常见的不良反应是出血。重组链激酶，溶栓效果较好，但过敏反应多，出血发生率高。rt-PA 溶栓效果好，出血发生率低，可重复使用。

（2）经皮机械血栓清除术（percutaneous mechanical thrombectomy，PMT）：主要是采用旋转涡轮或流体动力的原理打碎或抽吸血栓（图 5-2），从而达到迅速清除或减少血栓、解除静脉阻塞的作用。PMT 安全、有效，与 CDT 联合使用能够减少溶栓药物剂量、缩短住院时间。

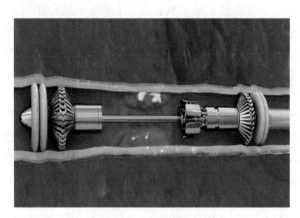

图 5-2 经皮机械血栓清除

（3）经皮血管腔内成形术（percutaneous transluminal angioplasty，PTA）和支架植入术：在 CDT 或手术取栓后，对髂静脉狭窄患者可以采用 PTA 和支架植入（图 5-3）等方法予以解除，以利于减少血栓复发、提高中远期通畅率，减少 PTS 的发生。

（4）腔静脉滤器置入术：腔静脉滤器可以预防和减少 PE 的发生。但是对

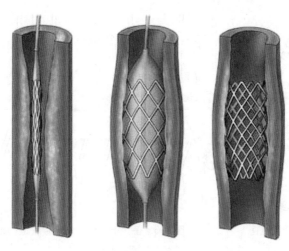

图 5-3 深静脉支架植入术

于单纯抗凝治疗的 DVT 患者,不推荐常规应用腔静脉滤器(图 5-4)。对于抗凝治疗有禁忌或有并发症,或在充分抗凝治疗的情况下仍发生 PTE 的患者,建议置入腔静脉滤器。由于滤器长期置入可导致下腔静脉阻塞等并发症,为减少这些远期并发症,建议首选可回收滤器或临时滤器,待发生 PTE 的风险降低后取出滤器。

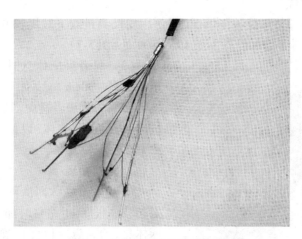

图 5-4 从体内取出的腔静脉滤器

2. 开放手术治疗

（1）切开取栓术:切开取栓术是清除血栓的有效治疗方法,可迅速解除静脉阻塞。对于病史 7d 以内的中央型或混合型 DVT 患者,全身情况良好,无重要脏器功能障碍,可使用 Fogarty 取栓导管(图 5-5)进行手术切开取栓(图 5-6)。

（2）截肢术:DVT 患者若不及时治疗,疾病发展到股青肿时,会引起肢体缺

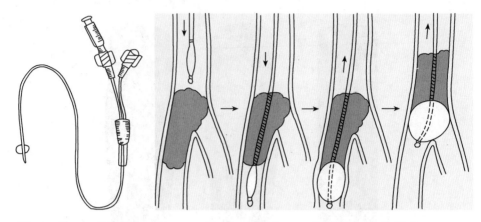

图 5-5 Fogarty 取栓导管　　图 5-6 使用 Fogarty 取栓导管进行取栓术

血,可能发生肢体坏死,严重时需进行截肢手术。

三、护理

（一）术前护理

1. **活动指导**　急性期（发病时间 14d 以内）患者应绝对卧床休息,非急性期（发病时间>14d）如患者一般情况良好,可室内适当活动。

2. **肢体护理**

（1）动态评估患肢肿胀情况,可使用皮尺测量双下肢周长并记录,测量部位一般选择髌骨上缘和髌骨下缘 10~15cm 处（图 5-7）。

（2）患者卧床休息时,抬高患肢,高于心脏 20~30cm。

（3）告知患者避免剧烈翻身、热敷及按摩挤压肿胀肢体,以防血栓脱落,导致 PTE。

3. **疼痛护理**

（1）由于静脉回流障碍,血液淤积,引起肢体胀痛,于站立时加重。嘱患者卧床休息,抬高患肢以促进静脉回流,减轻静脉压力,适当缓解因肿胀引起的疼痛。

（2）对其进行心理护理,指导其看书、听轻音乐等,分散注意力。

（3）做好疼痛评估,必要时遵医嘱使用镇痛药物,并观察用药后的效果及不良反应。

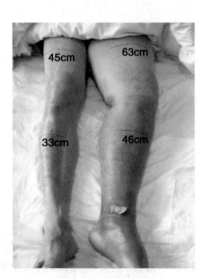

图 5-7 双下肢周长测量

4. 抗凝护理

（1）出血观察与护理：在抗凝药物使用前，应充分评估患者有无出血风险和使用禁忌。患者使用抗凝药物期间，观察其有无出血倾向，如患者牙龈、鼻腔、皮肤、胃肠道、泌尿系统等有无出血的表现，同时注意患者有无头痛、意识障碍等颅内出血的表现。定期监测患者血小板、肝功能、凝血时间。静脉输液或静脉采血结束后按压时间延长至 10min。

（2）口服用药护理：指导患者正确服用抗凝药物，对于 10mg 剂量的利伐沙班，由于其生物利用度高，可在餐前或餐后服用。对于 15mg 或者 20mg 剂量的利伐沙班，由于其生物利用度不能达到 100%，建议与食物同时服用，以延长其在胃内停留的时间，以充分发挥药物的作用。

（3）腹部皮下注射预灌式低分子肝素的护理：具体详见第四章第二节相关内容。

5. 术前准备

（1）向患者讲解治疗的目的，手术的必要性，麻醉方式，手术方法及术中、术后可能出现的不适。

（2）指导患者床上轴线翻身（图 5-8）和床上排便的方法。

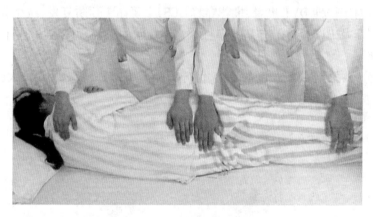

图 5-8 轴线翻身

（3）饮食指导：行腔内手术患者一般采用局部麻醉，术前可正常饮食。行开放手术患者，一般采用硬膜外麻醉或全身麻醉等，术前需禁食水。美国麻醉医师学会（American Society of Anesthesiologists Committee，ASA）颁布的 2017 版指南推荐，对于易消化的固体（指面粉及谷类食物，如面包、面条、米饭等），术前禁食至少 6h。对于不易消化的固体（主要是指肉类和油炸类食物），因含有脂肪和蛋白质比较高，故术前至少禁食 8h。对于清饮料如清水、糖水、无渣果汁等至少禁饮 2h。

（4）皮肤准备：嘱患者手术前一天进行手术部位皮肤清洁，医护人员于术前30min予皮肤准备。行腔内手术治疗患者,如穿刺入路为股静脉,需行双侧腹股沟、会阴部皮肤准备。穿刺入路为腘静脉,需进行大腿、小腿处皮肤准备。切开取栓部位一般为股静脉,需行双侧腹股沟、会阴部皮肤准备。外科手术消毒范围一般以手术部位为中心向周围扩散至少15cm,因此,截肢手术患者根据截肢高度不同进行相应部位皮肤准备。

（二）术后护理

1. 术后常规护理

（1）饮食护理:局部麻醉术后患者无不适即可正常进食。患者若无心、肾功能不全,术后早期建议多饮水,以利于对比剂的排出。全身麻醉或硬膜外麻醉患者,术后禁食水6h,6h后遵医嘱给予流质或半流饮食等。

（2）用药护理:详见本章节术前护理。

（3）物理治疗的护理

1）梯度压力袜(GCS)

A. 作用:GCS从足踝向腿部施加梯度压力,促进血液从浅静脉通过穿支静脉流向深静脉,使深静脉内血流速度和血流量增加。对于急性DVT患者,在血流动力学稳定、充分抗凝的前提下推荐应用GCS,以减轻肿胀和疼痛,降低PTS的发生。对于慢性DVT患者,推荐穿着GCS,主要在于预防复发,减少和控制慢性静脉高压及PTS。对于有PTS急性或慢性症状的患者,可以尝试应用GCS来缓解症状。

B. 分型:根据GCS长度的不同,可分为膝下型(短筒)(图5-9)、大腿型(长筒)和连裤型(图5-10),这是GCS最常见的分型方式。

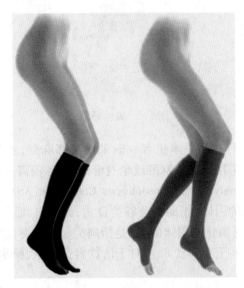

图5-9　膝下型GCS

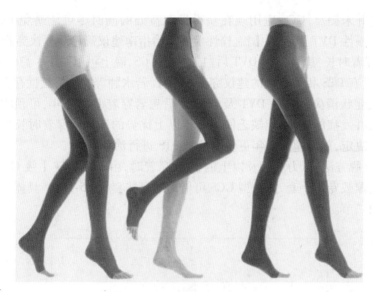

图 5-10　大腿型和连裤型 GCS

　　C. 长度选择：中国血栓性疾病防治指南推荐，当 PTS 导致下肢轻度水肿时，大多数患者可选择膝下型或大腿型 GCS，大腿明显肿胀者应选择大腿型。国外有研究指出，GCS 在近端 DVT 患者预防 PTS 的应用中，首选膝下型，这可能与患者穿膝下型 GCS 的依从性更好、出现的不良反应较少有关。

　　D. 压力等级：选择 GCS 的压力分级主要依据在足踝处施加的压力程度，目前有五种不同的压力分级标准，可分为 3~4 个压力等级（表5-1），目前尚无国际统一标准，我国行业标准多参照欧洲（试行）标准实施。对于 DVT 患者推荐使用压力Ⅱ级的 GCS，如 PTS 患者出现了静脉性溃疡，可选用压力Ⅲ级的 GCS。

表 5-1　梯度压力袜的压力分级及范围

标准	压力分级/mmHg			
	Ⅰ级	Ⅱ级	Ⅲ级	Ⅳ级
英国	14~17	18~24	25~30	无
德国	18~21	23~32	34~36	>49
法国	10~15	15~20	20~36	>36
欧洲（试行）	15~21	23~32	32~46	>49
美国	15~20	20~30	30~40	无

注：1mmHg=0.133kPa。

　　E. 穿着时机：ACCP 建议 GCS 在急性 DVT 诊断后的两周内，尽快与抗凝治疗联合应用，以减轻腿部肿胀和疼痛，但国内指南对 GCS 在急性 DVT 治疗时的穿着时机并未提及,GCS 应用须在获得最大益处的同时尽可能避免 PTE 的发生。对于慢性 DVT 患者,中国血栓性疾病防治指南建议确诊后尽快穿着 GCS。

F. 穿着时长:患者发生 DVT 后白天穿着 GCS,晚上可以脱下。急性 DVT 患者,对于没有 PTS 相关症状的建议穿着 6 个月,若水肿等症状持续性存在则继续使用直至症状消失。慢性 DVT 及 DVT 术后患者穿着 GCS 2 年,可预防复发及 VTE 相关并发症的发生,但缺乏使用 2 年以上优势的证据。穿着时长主要由患者和医生决定,穿着超过 2 年更多的是对 PTS 进行治疗。

G. 穿脱方法:压力Ⅱ级及以上的 GCS 穿着时,由于压力较Ⅰ级 GCS 大,穿着时可先佩戴专用手套,露趾型 GCS 可借助助穿袜套(图 5-11)。具体方法详见第四章第二节。

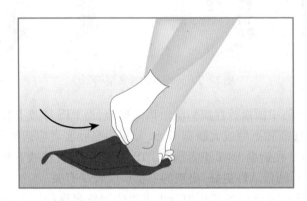

图 5-11　佩戴手套和穿助穿袜套

H. 清洗方法:详见第四章第二节。

I. 并发症预防与护理:详见第四章第二节。

2)使用间歇充气加压的护理:对于 PTS 患者,间歇充气加压治疗有助于减轻或改善症状。使用注意事项详见第四章第二节。

2. 腔内治疗术后护理

(1)伤口护理:指导患者采取平卧位,术侧肢体制动 6~12h,如果伤口有渗血渗液,延长肢体制动时间,非术侧肢体可自由屈伸。嘱患者咳嗽时勿过度用力,避免腹内压升高引起伤口出血。

(2)活动指导:卧床期间指导患者双足行踝泵运动,术后 24h 病情允许,患者可在医护人员协助下下床活动。如患者生命体征不平稳或伤口出血,需要延长卧床时间。

(3)置管溶栓护理

1)妥善固定导管,防止导管移位:溶栓药物是通过导管末端的侧孔均匀灌注到血栓处。如果导管移位,不仅延误治疗,而且容易导致导管周围血栓形成。因此,妥善固定导管,同时告知患者在置管溶栓期间保持术侧肢体制动,如行翻山手术(从健侧股静脉穿刺置管),双下肢均应制动,必要时可进行肢体约束。更换衣裤、交接班查看皮肤时,协助患者轴线翻身,防止下肢屈曲带来导管移位。注意患者足跟和脚踝部皮肤的保护,可给予软枕适当垫高(图5-12),防止压力性损伤的发生。

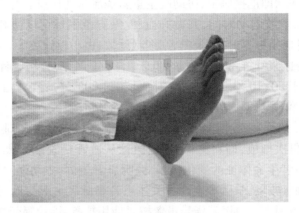

图 5-12　软枕垫高

2)接口连接牢固,防止脱落:如果导管接口与三通及连接管脱落,可引起大出血等严重并发症。因此,应使用带有螺旋接头的连接管(图5-13),经常检查导管连接是否牢固。

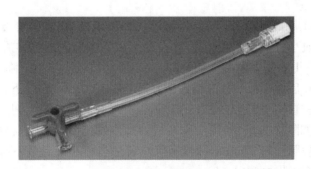

图 5-13　螺旋接头的连接管

3)保持导管通畅,防止打折:护士巡视时,检查导管是否通畅,避免导管成角弯曲和受压。同时,可通过查看注射器中溶栓药物剩余剂量,判断给药速度是否正常,如有异常,应及时汇报医生给予相应处理。

4)无菌操作,防止感染:因患者溶栓治疗时间较长,容易发生导管相关性感染。因此,应严格执行无菌操作,有渗血、渗液时更换敷料,如果三通、正压接头、连接管等有残留血液,应及时更换。同时监测患者的体温,血检验查看白细胞计数的变化。

（4）术后并发症的观察和护理

1）伤口出血：①原因：CDT治疗中最常见的并发症是出血，与抗凝、溶栓药物用药剂量和时间有关，剂量越大、治疗时间越长，出血风险越大。术后压迫止血不到位或患者过早屈髋屈膝也可导致出血。②预防及护理：发现伤口出血，应立即局部按压并立即汇报医生，协助医生重新加压包扎伤口。对于伤口出血/血肿患者，需延长术肢制动时间，并做好血肿/瘀斑范围标记以便观察出血情况。同时，监测患者血指标，如血红蛋白、红细胞计数、血小板计数等。对于溶栓治疗患者还需注意：血浆纤维蛋白原含量，低于1.0g/L时，应遵医嘱停止溶栓治疗；血小板计数低于$80×10^9$/L或较基础值降低超过20%，应警惕出血风险增加；血小板计数低于$50×10^9$/L时，应遵医嘱停用溶栓及抗凝药。

2）PTE：①原因：溶栓期间大块血栓裂解成多块小血栓，引起血栓脱落，或术后患者血栓再次形成，即新鲜、不稳定血栓从血管壁脱落导致。②预防及护理：严密观察患者生命体征的变化，耐心倾听患者主诉，主动询问患者有无呼吸困难、胸痛、咯血、咳嗽、晕厥等表现。关注患者指脉氧情况与血气分析结果，动态观察患者呼吸频率。遵医嘱指导患者按时使用抗凝、溶栓等药物，做好不良反应的观察。

3）对比剂肾病：①原因：术中使用对比剂通过肾脏排出，加重肾脏负担，可引起肾功能不全。②预防及护理：术后观察患者排便情况，包括小便的量、颜色、性质等，警惕肾功能不全的发生。鼓励患者多饮水加快对比剂的排出。必要时遵医嘱碱化尿液。

4）HIT：①原因：应用肝素类药物过程中出现的、由抗体介导的肝素副作用，临床上以血小板计数降低、动静脉血栓形成为主要表现。②预防及护理：在使用肝素第3~10d复查血小板计数，如血小板计数较应用前下降>30%~50%，或应用肝素5d后血小板计数进行性下降至$(8~10)×10^9$/L以下，应高度怀疑，此时可行相关抗体的实验室检测进行确诊，一旦确诊，应立即停用肝素，改为非肝素抗凝剂（如阿加曲班、利伐沙班等）治疗。做好其他部位血栓栓塞观察，如肠系膜上动/静脉栓塞、下肢动脉栓塞等。若患者血小板计数下降还可导致出血，评估患者有无出血倾向。

5）溶栓药物相关过敏反应：①原因：目前国内常用的静脉溶栓药物中，重组链激酶是异种蛋白，具有抗原性，过敏发生率1%~18%。尿激酶导致发热等过敏反应少见，但仍有严重的过敏致休克的病例发生。②预防及护理：治疗前应详细询问患者过敏史。治疗中仔细观察患者有无皮肤荨麻疹、结膜及口腔黏膜水肿等，及早发现过敏反应，遵医嘱积极应用皮质类激素治疗，避免休克等严重情况发生。

3. 切开取栓术后护理

（1）伤口护理：同本章节腔内治疗术后护理。

（2）体位与活动指导：抬高双下肢高于心脏平面20~30cm，术后2~3d以床上活动为主。

（3）术后并发症的观察与护理

1）伤口出血：详见本章节腔内治疗术后护理。

2）PTE：详见本节腔内治疗术后护理。

3）淋巴漏：①原因：因腹股沟部位淋巴管密集，术中损伤淋巴管所致。②预防及护理：术后观察伤口敷料有无淡黄色液体渗出，如敷料浸湿严重，及时更换敷料并行局部加压包扎。

4. 截肢术后护理

（1）伤口护理：床旁备下肢止血带，使用软枕抬高患肢，以减轻术后伤口张力。保持伤口引流管通畅，做好引流量及颜色评估和记录。密切观察患肢残端伤口有无渗血、渗液，如渗血较多或短时间内引流出大量鲜红色血液，立即在残肢上端使用止血带，同时汇报医生，配合医生进行伤口缝合。

（2）活动指导：卧床期间指导患者健侧肢体行踝泵运动，术后2~3d鼓励患者进行患肢肌肉等长收缩练习。

（3）幻肢痛护理：大多数截肢术后患者仍感觉患肢的存在，而且某一局限部位有阵发性剧痛，以夜间为重，称为幻肢痛。对此类患者，主动向其讲解疼痛产生的原因，进行心理疏导。引导其接受肢体截肢事实，消除幻肢痛。

（4）术后并发症的观察和护理

1）出血：①原因：截肢术后患肢残端血管结扎线头滑脱等。②预防及护理：截肢术后若残端出血，给予止血带止血的同时协助医生进行伤口缝合。监测患者血指标，如血红蛋白、红细胞计数、血小板计数等，必要时遵医嘱予以输血治疗。关注患者心理变化，消除患者紧张情绪。

2）伤口感染：①原因：截肢术后因创伤应激、出血多、机体抵抗力下降等发生伤口创面感染。②预防及护理：术后保持伤口敷料整洁，换药时严格执行无菌操作。观察伤口有无红、肿、热、痛等局部感染征象，患者有无畏寒、发热等全身感染表现以及血象变化，发现异常及时汇报医生。鼓励患者进食高蛋白、高热量、高维生素饮食，加强营养管理，增强抵抗力。

（三）出院指导

1. 伤口护理　嘱患者保持伤口整洁。行开放手术的患者，可根据伤口情况及时换药。

2. 用药指导　患者需要长期服用抗凝药物。指导患者正确服药，做好出血观察。服用华法林患者，应定期抽取血标本监测INR指标，一般INR控制范围为2~3。

3. 饮食指导　指导患者低盐、低脂、低胆固醇、高纤维素饮食。多食新鲜蔬菜水果，多饮水。

4. **活动指导**　根据患者情况指导患者日常活动,平时多进行有氧运动,如游泳、慢跑、登山等。最初开始运动时可每日运动 15~30min,视个人体力而定,以后每隔 2~3 周逐渐增加运动量,以不引起疲劳为宜,并尽可能持之以恒。截肢术后患者注意患肢功能锻炼,如进行抬腿运动、肌肉等长收缩练习等。因其他疾病需要长期卧床患者,可床上行主动或被动肢体活动。

5. **建立良好健康行为**　严格戒烟、戒酒,养成良好的生活习惯;控制血压、血糖;避免久站久坐,坐位时,避免一条腿搭在另一条腿上,防止压迫血管,影响静脉回流。

6. **GCS 使用注意事项**　穿着的时长详见本章术后护理相关内容,清洗保养的方法、穿着的注意事项详见第四章第二节。

（王金萍　李海燕　植艳茹）

第二节　肺血栓栓塞症的诊治与护理

肺血栓栓塞症(PTE)是指来自静脉系统或右心的血栓阻塞肺动脉主干或其分支,引起肺循环障碍的临床和病理生理综合征。PTE 可导致肺动脉压力进行性增高,造成急性肺动脉高压和右心衰竭,严重者可导致猝死。积极采取有效的治疗与护理,可以最大限度地挽救生命,具有重要的临床意义。

一、诊断

（一）PTE 临床可能性评估

1. **根据临床表现评估**　PTE 的临床表现多种多样,因缺乏特异性,容易被忽视或误诊。在 PTE 的诊断过程中,要注意是否存在 DVT,尤其是下肢 DVT。如高度可疑患者若出现不明原因的呼吸困难、胸痛、咯血、晕厥或休克,或伴有单侧或双侧不对称性下肢肿胀等,应引起重视。

2. **PTE 预测评分表**　目前国内外已经研发出多种临床 PTE 预测评分表,最常用为修订版 Geneva 血栓风险评估表(见表 3-10)。

（二）辅助检查

无论 PTE 的临床症状及体征典型与否,均需进一步进行实验室和影像学检查,以明确诊断。

1. **血浆 D-二聚体**　敏感性高,其结果阴性可基本排除 PTE。恶性肿瘤、炎症、出血、创伤、手术和坏死等情况也可引起 D-二聚体水平升高,因此,D-二聚体不能用于确诊 PTE。

2. **肺动脉 CT 造影**(computed tomographypulmonaryangiography,CTPA)　可直观显示肺动脉内血栓形态、部位及血管堵塞,对 PTE 诊断的敏感性和特异性均较高,且无创、便捷,目前已成为确诊 PTE 的首选检查方法。

3. 核素肺通气/灌注(V/Q)显像　是 PTE 重要的诊断方法。典型征象是呈肺段分部的肺灌注缺损。V/Q 显像辐射剂量低,对比剂使用少,较少引起过敏反应。因此,可优先应用于年轻患者(尤其是女性患者)、妊娠、对比剂过敏、严重肾功能不全患者等。

4. 肺动脉磁共振造影(magnetic resonance pulmonary angiography,MR-PA)　可以直接显示肺动脉内的栓子及 PTE 所致的低灌注区,从而确诊 PTE,但对肺段以下水平的 PTE 诊断价值有限。肾功能严重受损、对碘对比剂过敏或妊娠患者可考虑选择 MRPA。

5. 静脉造影　可清楚显示静脉阻塞的部位、范围、程度,同时可显示侧支循环和静脉功能状态,其诊断的敏感度和特异度接近100%,但属于有创检查。

（三）诊断流程

对于疑似 PTE 患者需要根据血流动力学情况,采取不同的诊断流程(见图 2-4、图 2-5)。

二、治疗

（一）一般支持治疗

1. 确诊急性 PTE 的患者　应严密观察呼吸、心率、血压、心电图及动脉血气结果的变化,并给予积极的呼吸与循环支持。

2. 对于合并休克或低血压的急性 PTE 患者　必须进行血流动力学监测,并予以支持治疗。

3. 对于有发热、咳嗽等症状的 PTE 患者　可给予对症治疗以尽量降低耗氧量。

4. 对于合并高血压的 PTE 患者　应尽快控制血压。另外,保持大便通畅,避免用力,以防血栓脱落。

（二）抗凝治疗

抗凝治疗是 PTE 的基础治疗手段,可以有效地防止血栓再形成和复发,同时,促进机体自身纤溶系统溶解已形成的血栓。一旦确诊急性 PTE,排除抗凝禁忌,宜尽早启动抗凝治疗。

1. 抗凝药物　详见本章第一节。

2. 抗凝疗程　抗凝治疗的标准疗程为至少3个月。部分患者在3个月的抗凝治疗后,血栓危险因素持续存在,为降低其复发率,需要继续进行抗凝治疗,通常将3个月以后的抗凝治疗称为延展期抗凝治疗。在延展期治疗过程中,如果患者拒绝抗凝治疗或无法耐受抗凝药物,尤其是既往有冠心病史,并且因冠心病应用抗血小板治疗的患者,可考虑给予阿司匹林口服进行 VTE 二级预防。

（三）溶栓治疗

溶栓治疗可迅速溶解部分或全部血栓,恢复肺组织再灌注,减少肺动脉阻力,降低肺动脉压,改善右心室功能,减少严重 PTE 患者病死率和复发率。急性高危 PTE 患者,即以休克和低血压为主要表现,收缩压<90mmHg 或较基础值下降幅度≥40mmHg,持续 15min 以上(排除新发生的心律失常、低血容量或感染中毒所致血压下降),若无溶栓禁忌,推荐溶栓治疗。急性非高危患者,不推荐常规溶栓治疗。

1. 溶栓时间 溶栓的时间窗一般定为发病 14d 以内,但鉴于可能存在血栓的再形成,对溶栓的时间窗不作严格规定。

2. 溶栓药物 常用溶栓药物有尿激酶、链激酶和阿替普酶,药物相关作用请参见第五章第一节。

3. 溶栓治疗的禁忌证 分为绝对禁忌证和相对禁忌证(表 5-2)。对于致命性高危 PTE 患者,绝对禁忌证亦被视为相对禁忌证。

表 5-2 PTE 溶栓禁忌证

绝对禁忌证	相对禁忌证
结构性颅内疾病	近期非颅内出血
3 个月内缺血性脑卒中	近期侵入性操作
出血性脑卒中病史	难治性高血压(收缩压>180mmHg 或舒张压>110mmHg)
活动性出血	3 个月以上缺血性脑卒中
近期颅脑或脊髓手术	口服抗凝药物(如华法林)
近期头部骨折性外伤或头部损伤	创伤性心肺复苏
自发性出血倾向	心包炎或心包积液
	糖尿病视网膜病变
	年龄>75 岁
	妊娠

（四）腔内治疗

PTE 腔内治疗的目的是清除阻塞肺动脉的栓子,以利于恢复右心功能,改善症状和提高生存率。腔内治疗方法包括:经导管血栓清除术,或同时进行局部小剂量溶栓治疗,下腔静脉滤器置入术等。

1. 经导管血栓清除术 急性高危 PTE 患者,若有肺动脉主干或主要分支血栓,并存在高出血风险或溶栓禁忌,或积极的内科治疗无效,可行经导管血栓清除术。对于系统性溶栓出血风险高的患者,可行经导管血栓清除术,同时辅以肺动脉内溶栓治疗。

2. **下腔静脉滤器置入术** 对于有抗凝禁忌的急性 PTE 患者,为防止下肢深静脉大块血栓再次脱落阻塞肺动脉,可考虑置入下腔静脉滤器。建议应用可回收滤器,通常在 2 周之内取出。一般不考虑应用永久下腔静脉滤器。

（五）开放手术治疗

急性高危 PTE,若有肺动脉主干或主要分支血栓,如存在溶栓禁忌、溶栓治疗或腔内治疗失败、其他内科治疗无效等情况,可考虑行肺动脉血栓切除术。对于顽固性低氧,循环不稳定的高危 PTE,内科或腔内治疗效果不佳时,准备手术之前可尝试用体外膜肺氧合（extracorporeal membrane oxygenation,ECMO）加强生命支持。ECMO 对高危 PTE 患者来说是一项有效的治疗措施。

（六）特殊情况下 PTE 治疗

1. **妊娠合并 PTE** 妊娠期间需要充分考虑抗凝药物对孕妇及胎儿的影响。初始抗凝治疗首选皮下注射 LMWH,并根据体重调节剂量。分娩 12h 前停用LMWH。妊娠期间不建议使用华法林,该药可导致胎儿中枢神经系统异常。妊娠合并急性 PTE,抗凝疗程至少 3 个月,因华法林不经过乳汁代谢,产后可给予LMWH 重叠华法林治疗,INR 值控制在 2~3 之后,停用 LMWH,单独使用华法林。产后抗凝治疗至少维持 6 周,总疗程不少于 3 个月。鉴于出血风险和对胎儿的影响,妊娠合并 PTE 溶栓治疗应极其慎重。

2. **活动性出血合并 PTE** PTE 合并活动性出血是临床实践中经常遇到的问题,出血的严重程度与抗凝方案密切相关。在有效控制活动性出血的同时,应平衡相关治疗措施的临床获益与风险,寻找启动抗凝治疗的合适时机。基于出血的严重程度将活动性出血分为:大出血、临床相关性非大出血及小出血。活动性出血是抗凝治疗的禁忌。对于 PTE 患者合并大出血、临床相关非大出血,首先应停止抗凝治疗,针对出血原因进行相关治疗,为抗凝治疗创造条件。小出血对于全身影响较小,比如牙龈出血等,如能通过局部治疗起到止血作用,可暂时不停用抗凝治疗。如局部处理无效,仍应权衡对全身的影响、抗凝治疗的必要性,制定治疗方案。

三、护理

（一）术前护理

1. **饮食护理** 告知患者进食低盐、低脂、易消化、富含纤维素及维生素的食物。

2. **体位及活动指导**

（1）急性期:患者绝对卧床休息,伴有呼吸困难患者可给予半卧位或端坐卧位。指导患者床上行踝泵运动。

（2）对于血流动力学稳定的 PTE 患者:在充分抗凝的基础上,建议尽早下床活动。

3. 疼痛护理

（1）运用长海痛尺（图5-14）评估患者胸痛情况，采取针对性措施缓解患者疼痛。

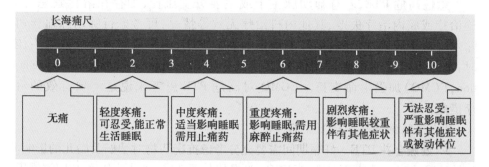

图 5-14　长海痛尺

（2）对于焦虑和有惊恐症状的患者应给予安慰，适当应用镇静剂，评估患者用药反应。

4. 生命体征监测　给予患者心电监护，关注患者生命体征变化。

5. 呼吸道护理

（1）给予患者高浓度氧气吸入，伴有呼吸衰竭患者协助医生进行气管插管，进行机械通气。

（2）保持病室清洁及有效的温湿度，室温宜20℃左右，湿度70%。

（3）及时清除呼吸道分泌物，保持呼吸道通畅，以增加通气量，必要时遵医嘱使用雾化吸入。患者呼吸平稳后指导深呼吸运动，进行肺功能锻炼。

6. 抗凝、溶栓护理　详见本章第一节。

7. 伴有下肢 DVT 患者护理　详见本章第一节。

8. 术前准备

（1）腔内手术术前准备：详见本章第一节。

（2）开放手术术前准备

1）向患者讲解治疗的目的，手术的必要性，麻醉方式，手术方法及术中、术后可能出现的不适。

2）行开放手术患者，采用全身麻醉，术前需禁食水，详见本章第一节。

3）术前30min予以上至锁骨及上臂1/3，下过肋缘范围的皮肤准备。

4）术前3d指导患者进行有效咳嗽、咳痰、深呼吸、腹式呼吸、床上排尿、排便及患侧肢体功能锻炼的方法。对拟行一侧肺动脉血栓切除患者，强调术后患侧卧位的重要性。

（二）术后护理

1. **腔内手术术后护理**　详见本章第一节。

2. **开放手术术后护理**

（1）生命体征：观察密切观察患者呼吸、血压、心率、体温及血氧饱和度的变化并做好记录。

（2）呼吸道护理：鼓励患者行有效咳嗽，患者咳嗽时轻压切口以减轻切口张力。协助患者叩背排痰，如深吸气后用力咳嗽时用手呈空心状拍背部。对于痰液黏稠不易咳出的患者，遵医嘱给予雾化吸入。保持室温控制在 $24 \sim 26\text{℃}$，室内湿度在 $60\% \sim 70\%$，防止气管黏膜干燥。

（3）饮食护理：一般术后 6h 患者可进食流质或半流，禁食牛奶、豆浆等以防肠胀气。鼓励患者少量多餐，多食水果，多饮水。

（4）伤口护理：给予患者半卧位，减轻伤口张力。向患者解释伤口疼痛产生的原因，持续时间，鼓励患者通过听音乐、讲话等分散注意力，必要时遵医嘱使用镇痛剂。

（5）肢体功能锻炼：术后全身麻醉清醒后，鼓励患者进行手握拳或握弹力橡胶圈锻炼。术后 $3 \sim 4d$ 后，协助患者进行双上肢肩关节、肩胛骨、肘关节功能锻炼。肩关节进行上举、后伸、外展、内收、外旋活动；肩胛骨进行上升、内缩、外移、旋转等活动；肘关节作屈伸旋转活动。

（6）胸腔闭式引流管的护理：严格无菌操作，防止逆行性感染。定期挤压引流管，保持其通畅，观察并记录引流液颜色、性质及量的变化。如引流液持续数日未见减少或短时间内引流出大量鲜红色血液，应做好对患者病情的评估，及时汇报医生进行处理。

3. **术后并发症的预防和护理**

（1）呼吸衰竭

1）原因：主要与 PTE 引起肺扩张障碍以及肺动脉切除术后膈肌功能抑制等有关。

2）预防和护理：①监测患者有无缺氧表现，如呼吸加速、表浅，血氧饱和度降低，心率加快等。②观察患者有无烦躁不安、嗜睡、意识模糊、定向力障碍等。③有低氧血症者，采用鼻导管或面罩吸氧。合并呼吸衰竭时，可用经鼻面罩无创性机械通气或经气管插管行机械通气。④指导患者绝对卧床休息，并进行深慢呼吸，减轻恐惧心理，以降低耗氧量。

（2）循环功能不全

1）原因：主要与 PTE 引起肺动脉高压，长期肺动脉高压可引起右心功能不全有关。

2）预防和护理：①监测患者有无颈静脉充盈或怒张、肝大、下肢水肿及静脉压升高等右心功能不全表现。②严密监测患者的心电图改变，严重缺氧的患者可导致心动过速和心律失常。③对于右心功能不全者,绝对卧床休息,抬高床头,并遵医嘱给予多巴胺或多巴酚丁胺,扩张肺血管。④过多的液体可能加重右心室负担并影响心排血量,一般负荷量限于 500ml 之内,并按肺源性心脏病进行处理。

（3）伤口出血:详见本章第一节。

（4）对比剂肾病:详见本章第一节。

（三）出院指导

1. 伤口指导　详见本章第一节。

2. 用药、饮食指导　详见本章第一节。

3. 肢体功能锻炼指导　肺动脉血栓切除术后患者出院后继续行双上肢肩关节、肩胛骨、肘关节功能锻炼。鼓励患者日常生活自理。腔内手术术后患者建议其进行有氧运动,如游泳、慢跑等。

4. GCS 使用指导　详见本章第一节。

（王金萍）

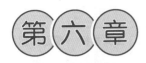

静脉血栓栓塞症防治护理质量管理

第一节　静脉血栓栓塞症防治护理操作流程和考评标准

一、穿脱抗血栓袜的操作流程和考评标准

穿脱抗血栓袜操作流程

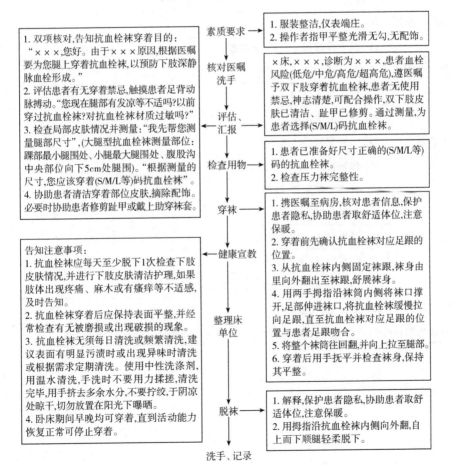

流程	考评标准
素质要求	1. 服装整洁,仪表端庄。 2. 操作者指甲平整光滑无勾,无配饰。
核对医嘱 洗手	×床,×××,诊断为×××,患者血栓风险(低危/中危/高危/超高危),遵医嘱予双下肢穿着抗血栓袜,患者无使用禁忌,神志清楚,可配合操作,双下肢皮肤已清洁、趾甲已修剪。通过测量,为患者选择(S/M/L)码抗血栓袜。
评估、 汇报	
检查用物	1. 患者已准备好尺寸正确的(S/M/L等)码的抗血栓袜。 2. 检查压力袜完整性。
穿袜	1. 携医嘱至病房,核对患者信息,保护患者隐私,协助患者取舒适体位,注意保暖。 2. 穿着前先确认抗血栓袜对应足跟的位置。 3. 从抗血栓袜内侧固定袜跟,袜身由里向外翻出至袜跟,舒展袜身。 4. 用两手拇指沿袜筒内侧将袜口撑开,足伸进袜口,将抗血栓袜缓慢拉向足跟,直至抗血栓袜对应足跟的位置与患者足跟吻合。 5. 将整个袜筒往回翻,并向上拉至腿部。 6. 穿着后用手抚平并检查袜身,保持其平整。
健康宣教	
整理床 单位	
脱袜	1. 解释,保护患者隐私,协助患者取舒适体位,注意保暖。 2. 用拇指沿抗血栓袜内侧向外翻,自上而下顺腿轻柔脱下。
洗手、记录	

左侧流程说明:

1. 双项核对,告知抗血栓袜穿着目的:"×××,您好。由于×××原因,根据医嘱要为您腿上穿着抗血栓袜,以预防下肢深静脉血栓形成。"
2. 评估患者有无穿着禁忌,触摸患者足背动脉搏动。"您现在腿部有发凉等不适吗?以前穿过抗血栓袜?对抗血栓袜材质过敏吗?"
3. 检查局部皮肤情况并测量:"我先帮您测量腿部尺寸",(大腿型抗血栓袜测量部位:踝部最小腿围处、小腿最大腿围处、腹股沟中央部位向下5cm处腿围)。"根据测量的尺寸,您应该穿着(S/M/L)码抗血栓袜"。
4. 协助患者清洁穿着部位皮肤,摘除配饰。必要时协助患者修剪趾甲或戴上助穿袜套。

告知注意事项:

1. 抗血栓袜应每天至少脱下1次检查下肢皮肤情况,并进行下肢皮肤清洁护理,如果肢体出现疼痛、麻木或有瘙痒等不适感,及时告知。
2. 抗血栓袜穿着后应保持表面平整,并经常检查有无被磨损或出现破损的现象。
3. 抗血栓袜无须每日清洗或频繁清洗,建议表面有明显污渍时或出现异味时清洗或根据需求定期清洗。使用中性洗涤剂,用温水清洗,手洗时不要用力揉搓,清洗完毕,用手挤去多余水分,不要拧绞,于阴凉处晾干,切勿放置在阳光下曝晒。
4. 卧床期间早晚均可穿着,直到活动能力恢复正常可停止穿着。

穿脱抗血栓袜（AES）技术评分标准

流程	要求	核心指标	重要指标	普通指标
素质要求	1. 服装整洁、仪表端庄			
	2. 操作者指甲平整光滑无勾、无配饰			
核对	3. 医嘱核对			
	4. 患者信息双项核查			
评估	5. 了解病情、合作程度			
	6. 有无穿着禁忌	☆		
	7. 解释穿着目的和配合要求		△	
	8. 检查局部皮肤情况		△	
	9. 患者趾甲修剪平整，足部皮肤清洁，无配饰			
操作前准备	10. 洗手			
	11. 抗血栓袜尺寸合适、无破损		△	
操作过程	12. 患者体位舒适		△	
	13. 穿着方法正确	☆		
	14. 脱去方法正确	☆		
操作后	15. 告知穿着的注意事项		△	
	16. 告知抗血栓袜的清洗要求		△	
	17. 合理安置患者，整理床单位			
	18. 洗手、记录			
总体评价	19. 动作轻巧、稳重、熟练			
	20. 注意隐私保护、保暖			
	21. 与患者交流时态度和蔼，言语文明			
理论知识	22. 回答全面、正确			

备注说明：标记"☆"项为核心指标，标记"△"项为重要指标，其余均为普通指标。

二、间歇充气加压的操作流程和考评标准

间歇充气加压操作流程

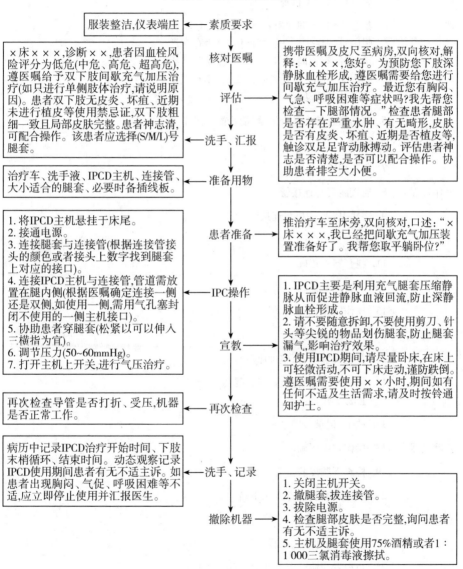

素质要求 ← 服装整洁,仪表端庄

核对医嘱

×床×××,诊断××,患者因血栓风险评分为低危(中危、高危、超高危),遵医嘱给予双下肢间歇充气加压治疗(如只进行单侧肢体治疗,请说明原因)。患者双下肢无皮炎、坏疽、近期未进行植皮等使用禁忌证,双下肢粗细一致且局部皮肤完整。患者神志清,可配合操作。该患者应选择(S/M/L)号腿套。
评估
携带医嘱及皮尺至病房,双向核对,解释:"×××,您好。为预防您下肢深静脉血栓形成,遵医嘱需要给您进行间歇充气加压治疗。最近您有胸闷、气急、呼吸困难等症状吗?我先帮您检查一下腿部情况。"检查患者腿部是否存在严重水肿、有无畸形,皮肤是否有皮炎、坏疽、近期是否植皮等,触诊双足足背动脉搏动。评估患者神志是否清楚,是否可以配合操作。协助患者排空大小便。

洗手、汇报

治疗车、洗手液、IPCD主机、连接管、大小适合的腿套、必要时备插线板。
准备用物

1. 将IPCD主机悬挂于床尾。
2. 接通电源。
3. 连接腿套与连接管(根据连接管接头的颜色或者接头上数字找到腿套上对应的接口)。
4. 连接IPCD主机与连接管,管道需放置在腿内侧(根据医嘱确定连接一侧还是双侧,如使用一侧,需用气孔塞封闭不使用的一侧主机接口)。
5. 协助患者穿腿套(松紧以可以伸入三横指为宜)。
6. 调节压力(50~60mmHg)。
7. 打开主机上开关,进行气压治疗。
患者准备
推治疗车至床旁,双向核对,口述:"×床×××,我已经把间歇充气加压装置准备好了。我帮您取平躺卧位?"

IPC操作

1. IPCD主要是利用充气腿套压缩静脉从而促进静脉血液回流,防止深静脉血栓形成。
2. 请不要随意拆卸,不要使用剪刀、针头等尖锐的物品划伤腿套,防止腿套漏气,影响治疗效果。
3. 使用IPCD期间,请尽量卧床,在床上可轻微活动,不可下床走动,谨防跌倒。遵医嘱需要使用××小时,期间如有任何不适及生活需求,请及时按铃通知护士。
宣教

再次检查
再次检查导管是否打折、受压,机器是否正常工作。

病历中记录IPCD治疗开始时间、下肢末梢循环、结束时间。动态观察记录IPCD使用期间患者有无不适主诉。如患者出现胸闷、气促、呼吸困难等不适,应立即停止使用并汇报医生。
洗手、记录

撤除机器
1. 关闭主机开关。
2. 撤腿套,拔连接管。
3. 拔除电源。
4. 检查腿部皮肤是否完整,询问患者有无不适主诉。
5. 主机及腿套使用75%酒精或者1:1 000三氯消毒液擦拭。

间歇充气加压操作评分标准

流程	要求	核心指标	重要指标	普通指标
素质要求	1. 服装整洁、仪表端庄			
核对	2. 核对医嘱			
	3. 患者信息双项核查			
评估	4. 禁忌评估:①询问患者有无胸闷、气急、呼吸困难等症状。②腿部评估:是否存在严重水肿、有无畸形等;查看下肢皮肤是否有皮炎、坏疽、近期是否植皮,触摸双下肢足背动脉搏动	☆		
	5. 评估患者神志是否清楚,能否配合操作			
操作前准备	6. 洗手			
	7. 备齐用物			
操作过程	8. 连接腿套与连接管			
	9. 连接 IPCD 主机与连接管			
	10. 腿套大小合适		△	
	11. 腿套穿着正确	☆		
	12. 压力调节正确	☆		
	13. 操作顺序正确			
操作后	14. 宣教正确、完整			
	15. 合理安置患者,整理床单位			
	16. 再次检查导管是否打折、受压,机器是否正常工作			
	17. 洗手、记录			
撤除机器	18. 操作顺序正确			
	19. 检查下肢皮肤是否完整			
	20. 主机及腿套消毒方式正确		△	
总体评价	21. 动作轻巧、稳重、熟练			
	22. 注意隐私保护、保暖			
	23. 与患者交流时态度和蔼,言语文明			
理论	24. 回答准确、全面(使用适应证、禁忌证)		△	

备注说明:标记"☆"项为核心指标,标记"△"项为重要指标,其余均为普通指标。

三、预灌式低分子肝素皮下注射的操作流程和考评标准

预灌式低分子肝素皮下注射操作流程

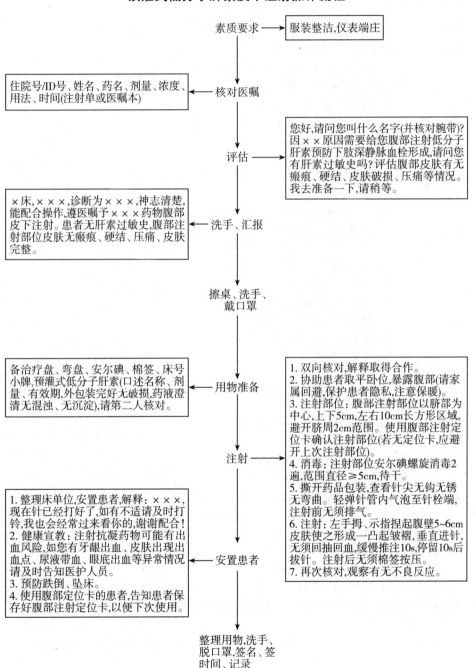

素质要求 ——→ 服装整洁,仪表端庄

住院号/ID号、姓名、药名、剂量、浓度、用法、时间(注射单或医嘱本) ←—— 核对医嘱

评估 ——→ 您好,请问您叫什么名字(并核对腕带)?因××原因需要给您腹部注射低分子肝素预防下肢深静脉血栓形成,请问您有肝素过敏史吗?评估腹部皮肤有无瘢痕、硬结、皮肤破损、压痛等情况。我去准备一下,请稍等。

×床、×××,诊断为×××,神志清楚,能配合操作,遵医嘱予×××药物腹部皮下注射。患者无肝素过敏史,腹部注射部位皮肤无瘢痕、硬结、压痛、皮肤完整。 ←—— 洗手、汇报

擦桌、洗手、戴口罩

备治疗盘、弯盘、安尔碘、棉签、床号小牌,预灌式低分子肝素(口述名称、剂量、有效期,外包装完好无破损,药液澄清无混浊、无沉淀),请第二人核对。 ←—— 用物准备

注射 ——→
1. 双向核对,解释取得合作。
2. 协助患者取平卧位,暴露腹部(请家属回避,保护患者隐私,注意保暖)。
3. 注射部位:腹部注射部位以脐部为中心,上下5cm,左右10cm长方形区域,避开脐周2cm范围。使用腹部注射定位卡确认注射部位(若无定位卡,应避开上次注射部位)。
4. 消毒:注射部位安尔碘螺旋消毒2遍,范围直径≥5cm,待干。
5. 撕开药品包装,查看针尖无钩无锈无弯曲。轻弹针管内气泡至针栓端,注射前无须排气。
6. 注射:左手拇、示指捏起腹壁5~6cm皮肤使之形成一凸起皱褶,垂直进针,无须回抽回血,缓慢推注10s,停留10s后拔针。注射后无须棉签按压。
7. 再次核对,观察有无不良反应。

1. 整理床单位,安置患者,解释:×××,现在针已经打好了,如有不适请及时打铃,我也会经常过来看你的,谢谢配合!
2. 健康宣教:注射抗凝药物可能有出血风险,如您有牙龈出血、皮肤出现出血点、尿液带血、眼底出血等异常情况请及时告知医护人员。
3. 预防跌倒、坠床。
4. 使用腹部定位卡的患者,告知患者保存好腹部注射定位卡,以便下次使用。 ←—— 安置患者

整理用物,洗手、脱口罩,签名、签时间、记录

预灌式低分子肝素腹部皮下注射技术评分标准

流程	要求	核心指标	重要指标	普通指标
素质要求	1. 服装整洁、仪表端庄			
核对	2. 医嘱核对（操作前、中、后）；患者信息双项核对		△	
评估	3. 了解病情、意识状态和合作程度			
	4. 评估患者腹部情况，评估有无瘢痕、硬结、皮肤损伤、压痛		△	
	5. 评估用药史、药物过敏史		△	
操作前准备	6. 洗手、戴口罩，方法正确			
	7. 准备用品齐全			
	8. 检查药品方法正确			
操作过程	9. 解释、拉隔帘			
	10. 患者取平卧位			
	11. 正确选择注射部位（腹部注射部位以脐部为中心，上下 5cm，左右 10cm 长方形区域，避开脐周 2cm 范围）	☆		
	12. 消毒皮肤方法正确（直径 5cm 以上）			
	13. 注射前无须排气	☆		
	14. 注射手法正确（捏起腹壁 5~6cm 皮肤使之形成一凸起皱褶）			
	15. 垂直进针，速度、深度适宜	☆		
	16. 无须抽回血		△	
	17. 缓慢推注 10s			
	18. 停留 10s 拔针，无须按压进针点		△	
	19. 观察注药后反应		△	
操作后	20. 整理床单位，合理安置患者			
	21. 健康宣教			
	22. 整理用物，正确处置用物			
	23. 洗手、签名、记录方法正确			
总体评价	24. 动作轻巧、稳重、准确			
	25. 与患者交流时态度和蔼，语言文明			
	26. 注意隐私保护、保暖			
	27. 遵循无菌原则			
	28. 操作流程熟练<10min			
理论知识	29. 回答全面、正确			

备注说明：标记"☆"项为核心指标，标记"△"项为重要指标，其余均为普通指标。

（李海燕　王金萍　植艳茹　傅利勤　钱火红）

第二节　静脉血栓栓塞症预防护理质量考评表

一、VTE 预防护理质量考评

日期：　　　　年　　　月　　　日　　　　　　　科室：　　　　　　　质控者：

每月抽查 10 例患者,考评结果优为达标,考评结果良为需改进,考评结果中需科室整改,考评结果差需护理部督导整改

内容	质控标准	患者 1 病历号	患者 2 病历号	患者 3 病历号	患者 4 病历号	患者 5 病历号	备注
风险评估	采用血栓风险评估工具评估血栓风险						
	及时评估:入院后、手术后、转科后、危险因素变化时						
	评估准确:条目勾选正确,风险级别判断正确						
预防措施	基本预防　下肢无静脉输液						
	基本预防　患者掌握踝泵运动/股四头肌功能锻炼方法						
	基本预防　病情允许情况下嘱患者多饮水(每日饮水量≥2 000ml)						
	物理预防　遵医嘱正确使用梯度压力袜:①测量腿围方法正确;②穿着时间及时长指导正确;③穿戴方法正确(梯度压力袜无皱褶、卷曲、下滑现象,穿着位置正确,未发生压力性损伤)						

内容	质控标准	患者1 病历号	患者2 病历号	患者3 病历号	患者4 病历号	患者5 病历号	备注
预防措施	药物预防	遵医嘱正确应用足底泵或间歇充气加压装置					
		遵医嘱应用抗凝药物:①知晓药物名称、剂量和用法;②了解注意事项:如注意观察是否有皮肤瘀斑、牙龈出血等异常情况;③掌握凝血指标正常值及危急值;④若患者服用其他药物,了解有无禁忌证					
护理记录	有观察、宣教、措施记录						
健康宣教落实	患者及照顾者知晓VTE临床表现						
	患者及照顾者知晓AES的穿脱及保养方法						
	患者及照顾者知晓下肢功能锻炼/踝泵运动方法						
	患者及照顾者知晓抗凝药物名称						
	患者及照顾者知晓抗凝药物注意事项:如使用软毛牙刷刷牙,避免磕碰伤等						

内容	质控标准	患者1 病历号	患者2 病历号	患者3 病历号	患者4 病历号	患者5 病历号	备注
健康宣教落实	患者及照顾者知晓出血指征及注意事项：如牙龈出血、鼻出血、尿血、便血、脑出血等						
	患者及照顾者知晓定期应监测的凝血相关指标						
	患者及照顾者知晓VTE预防饮食注意事项						
	患者及照顾者知晓出院后复查的时间及指征						

二、VTE 预防科室相关知识培训考评

日期：　　　年　　　月　　　日　　　　　科室：　　　　　　质控者：

每月考评结果优为达标,考评结果良为需改进,考评结果中需科室整改,考评结果差需护理部督导整改

内容	质控标准	考评等级				备注
		优	良	中	差	
科室相关知识培训	病区组织 VTE 防治相关知识培训并有培训、考核记录					
	责任护士掌握 VTE 评估量表内容					
	责任护士掌握 DVT 高危人群					
	责任护士掌握 VTE 常见临床表现					
	责任护士掌握 VTE 预防措施					
	责任护士掌握 DVT 急性期的注意事项及肺栓塞急救措施					
	责任护士掌握使用抗凝药物的注意事项及注射方法					
	责任护士掌握抗血栓袜的穿脱及保养方法					
	责任护士了解足底泵及间歇充气加压装置使用方法					

（董艳芬）

第三节 静脉血栓栓塞症防治护理措施记录单

病区＿＿＿　姓名＿＿＿　床号＿＿＿　性别＿＿＿　住院号＿＿＿　年龄＿＿＿　ID 号＿＿＿

入院 24h 内	□ 手术(6h 内) □ 转科(6h 内) □ 其他 □ 病情变化	□ 手术(6h 内) □ 转科(6h 内) □ 其他 □ 病情变化	出院前
(1) 风险评估 □ Caprini 血栓风险评估 □ 出血风险评估 (2) □ VTE 的疑似表现评估 □ 无 □ 肢体肿胀 □ 肢体疼痛 □ 呼吸困难 □ 胸闷 □ 低氧血症 □ 其他(请填写): (3) 预防措施 ①基础预防 □ 早期活动和腿部锻炼 □ 足够的水化(病情允许) □ 建议患者改善生活方式 ②物理措施 □ 抗血栓袜(AES) □ 间歇充气加压装置(IPCD) □ 足底静脉泵 □ 其他(请填写): ③药物措施 □ 低分子肝素 □ 普通肝素 □ 利伐沙班 □ 华法林 □ 其他药物(请填写):	(1) □ 风险评估 □ Caprini 血栓风险评估 □ 出血风险评估 (2) □ VTE 的疑似表现评估 □ 无 □ 肢体肿胀 □ 肢体疼痛 □ 呼吸困难 □ 胸闷 □ 低氧血症 □ 其他(请填写): (3) 预防措施 ①基础预防 □ 早期活动和腿部锻炼 □ 足够的水化(病情允许) □ 建议患者改善生活方式 ②物理措施 □ 抗血栓袜(AES) □ 间歇充气加压装置(IPCD) □ 足底静脉泵 □ 其他(请填写): ③药物措施 □ 低分子肝素 □ 普通肝素 □ 利伐沙班 □ 华法林 □ 其他药物(请填写): (4) □ 健康教育	(1) □ 风险评估 □ Caprini 血栓风险评估 □ 出血风险评估 (2) □ VTE 的疑似表现评估 □ 无 □ 肢体肿胀 □ 肢体疼痛 □ 呼吸困难 □ 胸闷 □ 低氧血症 □ 其他(请填写): (3) 预防措施 ①基础预防 □ 早期活动和腿部锻炼 □ 足够的水化(病情允许) □ 建议患者改善生活方式 ②物理措施 □ 抗血栓袜(AES) □ 间歇充气加压装置(IPCD) □ 足底静脉泵 □ 其他(请填写): ③药物措施 □ 低分子肝素 □ 普通肝素 □ 利伐沙班 □ 华法林 □ 其他药物(请填写): (4) □ 健康教育	□ VTE 及相关不良事件的体征和症状 □ 正确进行 VTE 预防的重要性 □ 降低静脉血栓栓塞的风险的方法 □ 如在 VTE 预防时遇到问题,告知患者寻求帮助的重要性 □ 坚持适当水化,活动的重要性,包括早期下床和床上足踝运动 □ 穿 AES 的患者掌握相关知识 □ 出院后仍需抗凝治疗的患者,应按照医生要求的时间进行相应抗凝治疗 □ 出院后仍需抗凝治疗的患者,如因其他原因就诊,需要告知医生正在使用的药物

续表

入院24h内	□手术(6h内) □转科(6h内) □其他 □病情变化	□手术(6h内) □转科(6h内) □其他 □病情变化	□手术(6h内) □转科(6h内) □其他 □病情变化	出院前
□利伐沙班 □华法林 □其他药物(请填写)： (4)健康教育 □风险评估的原因,结果及其可能后果 □血栓预防重要性及其可能的副作用 □VTE的常见表现 □基础预防教育 □正确使用物理预防的益处、方法和注意事项 □药物预防不良反应和处理方法	(4)健康教育 □风险评估的原因,结果及可能后果 □血栓预防重要性及其可能的副作用 □VTE的常见表现 □基础预防教育 □正确使用物理预防的益处、方法和注意事项 □药物预防不良反应和处理方法	□风险评估的原因,结果及可能后果 □血栓预防重要性及其可能的副作用 □VTE的常见表现 □基础预防教育 □正确使用物理预防的益处、方法和注意事项 □药物预防不良反应和处理方法	□风险评估的原因,结果及可能后果 □血栓预防重要性及其可能的副作用 □VTE的常见表现 □基础预防教育 □正确使用物理预防的益处、方法和注意事项 □药物预防不良反应和处理方法	□出院后仍需抗凝治疗的患者,要掌握出血可能的表现,一旦发生,及时到医院就诊
时间：　年　月　日　时　分 护士签名：	时间：　年　月　日　时　分 护士签名：	时间：　年　月　日　时　分 护士签名：	时间：　年　月　日　时　分 护士签名：	时间：　年　月　日　时　分 护士签名：

注：1. 手术包括介入日间手术；
2. 请在相应选项框内打"√",评估者签署姓名及时间；
3. 如果手术、专科和病情变化次数大于3次时,请再建新单填写；
4. 在使用预防措施后如果出现皮损、过敏或出血等表现,请责任护士及时记录在在院/出院患者VTE防治不良事件报告单。

（李海燕）

第四节　静脉血栓栓塞症护理工作规范

一、入院护理

（一）工作内容

1. **入院介绍**　人员、病区环境、病室物品使用、规章制度（住院患者守则、作息时间、探视陪护、病区管理等制度）。

2. **住院评估**　生命体征、营养评估、活动度、现病史及既往史、过敏史、心理与社会支持系统、皮肤情况、肢体肿胀、末梢循环、疼痛。

3. **完成病历**　入院介绍表、住院评估单、风险评估（导管滑脱、压疮、跌倒/坠床、血栓风险等）、首次护理病程记录、健康宣教单、体温单、药物阳性标记。

4. **打印床头牌**　床头牌内容包含患者姓名、住院号、ID号、责任护士和医生姓名，放于患者床头。

（二）工作要求

1. **入院介绍**

（1）接待患者应热情大方，作自我介绍，双向核对患者信息。

（2）护送患者至指定床位，详细介绍病区、病室环境及规章制度。

（3）进行DVT/PE知识讲解，使患者及家属对疾病有初步认知。

2. **住院评估**

（1）评估前要求洗手、服装整洁、仪表端庄。

（2）交流自然，避免医学专业术语、诱导性提问，有疑问内容及时核实。

（3）查阅患者门诊病历、既往住院小结及相关实验室检查结果。

（4）协助更换病员服，完成身高、体重、生命体征的测量。

（5）与医生沟通确定护理级别，告知患者等级护理细则。

（6）查看患者全身皮肤情况，注意保护隐私。

（7）询问患者有无疼痛，评估疼痛部位、性质、持续时间、疼痛程度。

（8）观察患者双下肢皮肤颜色、皮温及动脉搏动情况。

（9）下肢深静脉血栓形成护理要点包括：

1）饮食护理：指导患者清淡易消化饮食，多食富含纤维素的食物。

2）活动指导：在未行手术治疗的情况下，急性期（发病14d以内）患者往往需要绝对卧床休息，非急性期（发病时间>14d）如患者一般情况良好，可室内适当活动。

3）肢体护理：使用皮尺测量双下肢周径并记录，测量部位一般选择髌骨上缘和髌骨下缘10~15cm处。患者卧床休息时，抬高患肢，高于心脏20~30cm。告知患者避免剧烈翻身、热敷及按摩挤压肿胀肢体，以防血栓脱落。

4）疼痛护理:做好疼痛评估,嘱患者卧床休息,抬高患肢以促进静脉回流,减轻静脉压力,缓解因肿胀引起的疼痛,必要时遵医嘱使用镇痛药物。

5）抗凝护理:观察患者有无出血倾向,如观察患者牙龈、鼻腔、皮肤、胃肠道、泌尿系统等部位有无出血的表现,注意监测患者凝血指标。静脉输液或静脉采血结束后按压时间延长至 10min。

（10）肺栓塞护理要点

1）饮食护理:详见下肢静脉血栓形成护理要点。

2）体位及活动指导:绝对卧床休息,伴有呼吸困难可给予半卧位或端坐卧位,指导患者床上行踝泵运动。

3）呼吸道护理:及时清除呼吸道分泌物,给予患者高浓度氧气吸入,指导患者深呼吸运动,促进肺部扩张,伴有严重呼吸衰竭时协助医生进行无创机械通气或气管插管。

4）疼痛护理:评估患者胸痛情况,遵医嘱及时使用止痛药物,对于焦虑和有惊恐症状的患者给予安慰,适当应用镇静剂。

5）咯血护理:评估患者咯血量及性质,及时建立静脉通道遵医嘱使用止血药物,观察药物疗效。

6）伴有下肢深静脉血栓患者护理:详见下肢静脉血栓形成护理要点。

7）抗凝护理:详见下肢静脉血栓形成护理要点。

3. 护理病历

（1）新入院患者的评估应 2h 之内完成。

（2）病史描述客观真实,各项风险评估符合患者实际情况,做好药物阳性、血栓风险等各项标记的落实。

（3）护理措施切实可行,具有针对性。

4. 打印床头牌　电脑中录入责任护士和责任医生(住院医生)的姓名,自动生成床头牌。

（三）结果标准

1. 病区、病室环境整洁,物品准备符合患者需求。

2. 护患关系亲密、沟通无障碍,患者问题能够得到及时解答。

3. 患者遵守医院、病区各项规章制度,积极配合治疗。

4. 病史收集及时,病史评估对护理措施的采取有指导作用。

二、腔内手术前护理

（一）工作内容

1. 饮食护理　同入院护理。

2. 术前准备

（1）协助患者完善术前各项检查。

（2）做好术前宣教。

（3）告知患者生活用品的准备:便盆、尿壶、尿垫、吸管等。

3. **术晨护理**　皮肤准备、手术标识落实,备好术中用药,观察患者生命体征,查看手术交接单。

（二）工作要求

1. **饮食护理**　根据病情针对性宣教饮食方法及注意事项。

2. **术前特殊准备**

（1）向患者讲解治疗的目的及麻醉方式。

（2）向患者讲解手术方式及手术的必要性及术中、术后可能出现的不适。下肢深静脉血栓形成腔内手术方式包括:经导管接触性溶栓治疗、经皮机械性血栓清除术、经皮腔内血管成形术及支架植入术、下腔静脉滤器置入术。肺栓塞腔内手术方式包括:经导管血栓清除术、下腔静脉滤器置入术。

（3）教会患者床上轴线翻身和床上排便的方法。

（4）协助患者做好皮肤清洁,更换病号服。

3. **术晨护理**

（1）观察生命体征,包括体温、脉搏、血压、呼吸。

（2）指导患者服药。

（3）术前30min协助患者剃除手术部位毛发,嘱患者贴身穿着病号服。

（4）准备手术带药和物品。

（5）嘱患者排空膀胱,去除义齿、项链等配饰。

（6）根据患者情况正确填写手术交接核查单。

（三）结果标准

1. 患者知晓饮食注意事项。

2. 术前检查已完善。

3. 患者及家属备齐术后用物。

4. 患者及家属对手术方式及术后注意事项了解。

5. 各项术前准备符合手术要求,患者安全进入手术室。

三、腔内手术后护理

（一）工作内容

1. **饮食护理**　局部麻醉术后正常饮食。

2. **体位护理**　予平卧位,术侧肢体伸直制动6~12h,可轴线翻身。

3. **伤口护理**　观察伤口处渗血渗液情况及有无血肿形成。

4. **肢体护理**　观察患者患侧肢体及术侧肢体末梢血运情况;做好肿胀肢体护理。

5. **经导管接触性溶栓治疗护理**　妥善固定导管,保证导管在位通畅,遵医嘱正确用药。

6. **并发症的观察与护理**　及时观察评估病情,一旦发生,及时汇报医生给予相应处理。

7. **梯度压力袜**　按规范使用。

8. **抗凝护理**　做好凝血指标的观察,评估患者有无全身皮肤、黏膜和脏器出血的表现。

9. **心理护理**　耐心做好解释工作,消除患者紧张、恐惧等心理。

10. **生活护理**　协助基础护理(口腔护理、会阴护理、擦浴护理等)。

11. **护理记录**

(二) 工作要求

1. **饮食护理**　指导患者清淡饮食,患者若无心、肾功能不全,术后早期建议多饮水,以利对比剂的排泄。

2. **活动指导**　卧床期间指导患者双足行踝泵运动,术后 24h 病情允许,可在医护人员协助下下床活动。

3. **伤口护理**　指导患者采取平卧位,术侧肢体制动 12~24h,如果伤口有渗血渗液,延长肢体制动时间,非术侧肢体可自由屈伸。嘱患者咳嗽时勿过度用力,避免腹压升高引起伤口出血。

4. **肢体护理**　肢体清洁无血迹;体位正确,避免压疮发生。

5. **经导管接触性溶栓治疗护理**　详见第五章第一节下肢深静脉血栓形成的诊治与护理。

6. **压力支持**　指导患者正确应用及保养梯度压力袜。患者穿着压力袜期间至少每日脱下 1 次检查下肢皮肤情况,包括下肢皮温、皮肤颜色,皮肤有无瘙痒或出现压力性损伤等表现,同时进行下肢皮肤清洁护理。

7. **下肢深静脉血栓形成腔内手术后并发症的观察和护理**　详见第五章第一节下肢深静脉血栓形成的诊治与护理。

8. **肺栓塞腔内手术后并发症的观察和护理**　详见第五章第二节肺血栓栓塞症的诊治与护理。

9. **抗凝药物使用护理**

(1) 根据患者病情、年龄及药物性质合理调节给药速度。

(2) 严格按照医嘱服用抗凝药物,服药到口。

(3) 服用抗凝药物期间关注患者有无全身及局部出血征象,如出现牙龈、泌尿系、消化道出血等情况。

10. **心理护理**　根据不同年龄、性别、文化程度等情况进行针对性心理指导。

11. **生活护理**　按需给予生活护理,注意保护患者隐私。

12. **护理记录**　记录手术方式、伤口情况、生命体征和病情变化,重新进行各项护理风险评估。

（三）结果标准

1. 患者合理饮食,保证营养所需,患者及家属能复述饮食方法及注意事项。

2. 患者体位舒适,且未发生导管滑脱、伤口出血、压疮等情况。

3. 患者知晓穿着梯度压力袜的目的、方法、时间、时长以及清洗要求。

4. 患者掌握卧床期间活动目的、方法、注意事项。

5. 患者用药安全,未出现相关不良反应。

6. 无并发症发生或并发症得到及时有效处理。

7. 患者情绪稳定。

8. 各项记录客观、详尽、正确。

四、出院护理

（一）工作内容

1. 出院病历书写　书写出院小结,完善各项护理评估。

2. 出院指导　饮食、活动、服药、伤口管理、结账方式、复查时间、满意度调查。

（二）工作要求

1. 护理病历书写要求客观、及时,并按要求打印整理。

2. 指导患者出院结账,针对患者病情及恢复情况进行出院指导,进行满意度调查。

（1）饮食指导:低盐清淡饮食,适当增加饮水量,保持排便通畅。

（2）活动指导:避免久站久坐,适量锻炼。坐位时,避免跷二郎腿动作,防止压迫血管,影响静脉回流。

（3）用药指导:遵医嘱服药抗凝、消肿等药物,告知服药注意事项及并发症的观察。患者需要长期服用抗凝药物。指导患者正确服药,做好出血观察,如口腔出血,牙刷上可能带血;皮肤黏膜出血,可出现大片淤青;胃肠道出血,可出现血便等。如发现上述情况,及时到医院就诊。服用华法林患者,应定期监测凝血指标 INR,一般 INR 控制范围为 2~3。

（4）压力支持指导:遵医嘱穿着梯度压力袜,指导穿着要求及清洗保养。

（5）伤口管理:保持伤口干燥、整洁,预防伤口感染。

（6）建立良好健康行为:严格戒烟戒酒,养成良好生活习惯。

（7）复查随访:定期复查随访,如有不适及时就诊。

3. 床单位消毒。

（三）结果标准

1. 出院病历书写真实,病历资料打印齐全。

2. 出院指导符合患者病情,患者可以复述出院后饮食、活动、用药等注意事项。

3. 满意度调查结果为满意及以上。

4. 患者顺利出院。

5. 床单位清洁消毒符合要求。

VTE 护理工作流程

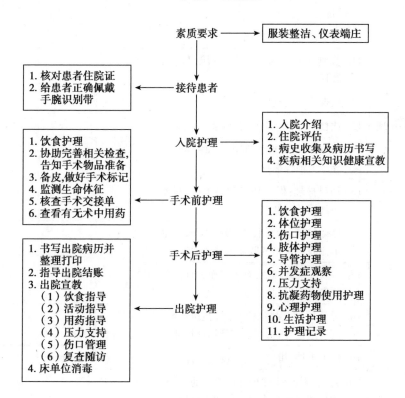

VTE 护理工作规范评分标准

项目	要求	核心指标	重要指标	普通指标
素质	1. 服装整洁、仪表端庄（佩戴手表）			
接待患者	2. 住院证核对,患者信息双向核对		△	
	3. 正确给予患者佩戴手腕识别带			
入院护理	4. 入院介绍（包括病区、病室环境及各项规章制度等）			
	5. 住院评估（既往史、现病史、过敏史、皮肤情况等）	☆		
	6. 病史收集及病历书写			
	7. 疾病相关知识健康宣教			

续表

项目	要求	核心指标	重要指标	普通指标
手术前护理	8. 饮食护理			
	9. 协助完善相关检查,告知术前物品准备			
	10. 备皮,做好手术标记			
	11. 监测生命体征:呼吸、血压、体温、脉搏			
	12. 核查手术交接单			
手术后护理	13. 饮食护理:给予合适的饮食			
	14. 体位护理:术肢伸直制动 12~24h,指导床上轴线翻身		△	
	15. 伤口护理:保持伤口敷料干燥,有渗血渗液及时处理		△	
	16. 肢体护理:抬高肢体 20~30cm,观察术侧肢体及患侧肢体末梢血运情况			
	17. 并发症观察:观察有无出血、血肿、肺栓塞等并发症	☆		
	18. 导管护理:保持各项导管在位通畅,若有溶栓导管,管道与药物连接准确		△	
	19. 压力支持:指导穿着梯度压力袜		△	
	20. 抗凝药物使用护理:正确给药,及时评估和观察是否存在药物不良反应			
	21. 心理护理			
	22. 生活护理:做好患者基础护理(口腔护理、会阴护理等),指导床上排便		△	
	23. 护理记录			
出院护理	24. 书写出院病历并整理打印			
	25. 指导出院结账			
	26. 出院宣教(包括饮食指导、活动指导、用药指导、压力治疗等内容)	☆		
总体评价	27. 与患者交流时态度和蔼,语言文明			
	28. 注意保护患者隐私、保暖			
	29. 动作轻巧、稳重			

续表

项目	要求	核心指标	重要指标	普通指标
总体评价	30. 护理到位、无差错			
	31. 患者满意度高			
理论	32. 回答全面、正确			

备注说明: 标记"☆"项为核心指标,标记"△"项为重要指标,其余均为普通指标。

(李海燕　王金萍　王汇)

第五节　静脉血栓栓塞症患者护理应急预案

一、深静脉血栓形成护理应急预案

1. 急性期绝对卧床休息,如正在使用间歇充气加压装置(IPCD),应立即停止,避免按摩患肢。

2. 评估患者肢体肿胀程度(测量周径大小)、皮肤颜色及足背动脉搏动情况。

3. 遵医嘱急查血浆 D-二聚体,床边行下肢静脉超声检查,必要时行下肢静脉造影确诊。

4. 密切观察患者病情变化,有无意识障碍、胸闷、胸痛、气促等表现,以防肺栓塞的发生,必要时遵医嘱给予心电监护。

5. 遵医嘱完善术前准备。使用抗凝、溶栓药物时,密切观察有无皮肤、黏膜、脏器等出血的表现,做好围术期护理。

6. 向患者及家属做好相关宣教,严格床边交接班,做好各项护理记录。

二、肺血栓栓塞症护理应急预案

1. 嘱患者绝对卧床,给予吸氧,建立静脉通路,心电监测以观察生命体征,尤其血压、动脉血氧的变化。评估患者有无胸部疼痛、呼吸困难等表现,备好抢救物品。

2. 协助医生进行相关 PTE 评估,遵医嘱完善各项检查。

3. 小面积肺动脉栓塞患者遵医嘱予以抗凝、溶栓治疗并观察治疗效果,同时,完善术前准备。

4. 大面积肺动脉栓塞患者启动绿色通道,进入多学科参与的 PTE 规范诊治程序快速救治。

5. 做好患者及家属的健康宣教工作。

6. 落实各项护理记录并严格交接班。

突发 DVT 处理流程

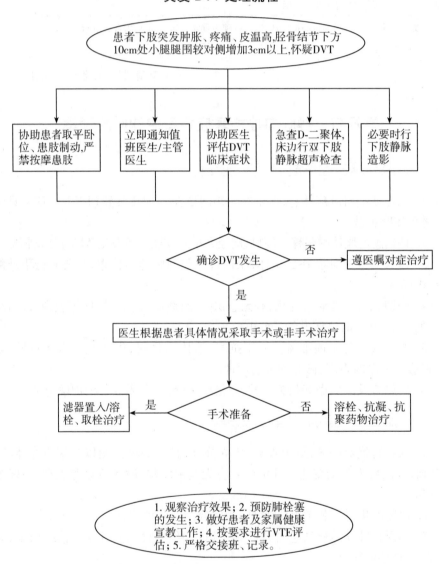

突发肺血栓栓塞症处理流程

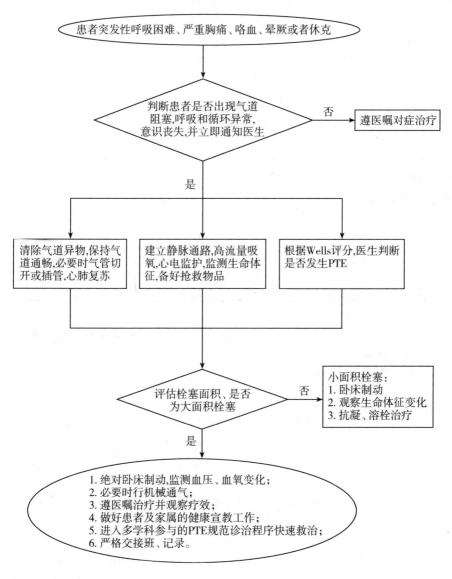

（周　瑾）

第六节　静脉血栓栓塞症护理会诊记录单

科别　　床号　　姓名　　性别　　年龄　　诊断　　住院号　　ID 号

会诊原因：

申请者：　　　　　　　　护士长签名：

申请时间：

会诊记录（护理措施）

会诊者：　　　　　　　会诊时间：

（李海燕　植艳茹）

第七节　静脉血栓栓塞症患者出院随访记录表

住院号	姓名	性别	年龄	管床医生	诊断	电话	入院时间	出院时间	院外预防	用药指导	康复指导	复诊要求	随访时间	随访方式	回访者签名	备注（是否出现不良事件）

备注：

1. 随访内容（院外预防、用药指导、康复指导、复诊要求）对应项目直接√；
2. 随访方式直接填写序号：①电话；②微信；③QQ；④短信；⑤其他；
3. 出院后发生的不良事件包括：梯度压力袜引起的压力性损伤、穿着时体位不当引起的跌倒、使用抗凝药物后引起的各种部位或脏器出血等。

（李海燕　植艳茹）

第八节　静脉血栓栓塞症防治不良反应记录单

病区		床号		姓名		年龄	
住院号		ID 号			报告日期		

项目	不良事件
基础预防	□ 跌倒　　□ 坠床　　□ 其他：
物理预防措施	□ 皮肤过敏
	□ 下肢缺血
	□ 压力性损伤
	□ 跌倒
	□ 其他：
药物预防措施	□ 出血事件（描述部位、范围等）
	□ 其他：

详细经过

原因分析

措施

效果

转归

签名：　　　　　　　　　　　日期：

报告者：　　　　　　　　　病区护士长：

（李海燕　植艳茹）

第九节　其他质量管理评价依据

为规范 VTE 质量管理,全国肺栓塞和深静脉血栓形成防治能力建设项目专家管理委员会组织制定了医院内 VTE 防治中心建设标准(第 1 版,2019 年 3 月),以帮助实现医院内 VTE 的有效预防。为更加贴近临床实践要求,相关 VTE 防治专家讨论后对相关质量控制指标进行完善,通过信息化质控平台进行实时数据分析、定期专项督查、讲评反馈,相关内容如下:

一、过程指标

医院应根据本单位的实际情况确定重点监测的过程指标,如:VTE 风险及时评估率、VTE 风险准确评估率、出血风险评估率、预防措施实施率等。

1. VTE 风险及时评估率

(1) 定义:入院 24h 内接受 VTE 风险评估的患者例数之和与同期住院患者例数之和的比值。

(2) 计算公式:VTE 风险及时评估率=(入院 24h 内接受 VTE 风险评估的患者总例数÷同期住院患者总例数)×100%

(3) 意义:医护早期识别 VTE 风险患者并进行合理预防可有效降低住院患者 VTE 发生的比例。

(4) 评价方法:在所有采集范围内的患者中,采集其住院期间接受 VTE 风险评估的患者总例数,通过公式计算得出本指标。

2. VTE 风险准确评估率

(1) 定义:VTE 风险准确评估的患者例数之和与同期接受 VTE 风险评估的患者例数之和。

(2) 计算公式:VTE 风险准确评估率=(VTE 风险准确评估的患者总例数÷同期接受 VTE 风险评估的患者总例数)×100%

(3) 意义:医护对 VTE 风险的准确评估有助于采取正确的预防措施,以有效预防 VTE 的发生。

(4) 评价方法:在所有采集范围内的患者中,采集 VTE 风险评估准确的患者总例数,通过公式计算得出本指标。

3. 出血风险评估率

(1) 定义:接受出血风险评估的患者例数之和与 VTE 风险评估为中危和/或高危的患者例数之和的比值。

(2) 计算公式:出血风险评估比率=(接受出血风险评估的患者总例数÷VTE 风险评估为中危和/或高危的患者总例数)×100%

（3）意义：医护早期识别出血高风险患者，结合 VTE 风险评估，可指导选用合理预防措施，协同降低住院患者 VTE 发生的同时避免出血事件的发生。

（4）评价方法：在所有采集范围内的患者中，采集接受出血风险评估的患者总例数，通过公式计算得出本指标。

4. 预防措施实施率

（1）定义：采取 VTE 预防措施的患者例数之和与同期 VTE 风险评估为中危和/或高危的患者例数之和的比值。

（2）计算公式：采取 VTE 预防措施比率＝（采取 VTE 预防措施的患者总例数÷VTE 风险评估为中危和/或高危的患者总例数）×100%

（3）意义：为患者施行合理的 VTE 预防措施，可以有效降低 VTE 事件发生的概率。

（4）评价方法：在所有采集范围内的 VTE 风险评估为高危和/或中危的患者中，采集其住院期间医嘱中采取了 VTE 预防措施的患者总例数，通过公式计算得出本指标。

二、结局指标

医院应根据本单位的实际情况确定重点监测的结局指标，如：医院相关性 VTE 发生率、VTE 相关病死率等。

1. 医院相关性 VTE 发生率

（1）定义：确诊医院内 VTE 的患者例数之和与同期住院患者例数之和的比值。

（2）计算公式：医院相关性 VTE 发生率＝（确诊医院内 VTE 的患者总例数[*]÷同期住院患者总例数）×100%

（注：[*]确诊医院内 VTE 的患者：指在本次住院被确诊为医院相关性 VTE 的患者）

（3）意义：考量住院患者医院内相关性 VTE 的发生概率，为医院内 VTE 的预防效果提供评价。

（4）评价方法：在所有采集范围内的患者中，采集其病案首页信息中包含 VTE 相关诊断的出院患者总例数，通过公式计算得出本指标。

2. VTE 相关病死率

（1）定义：因 VTE 而死亡的患者例数之和与同期确诊 VTE 的患者例数之和的比值。

（2）计算公式：VTE 相关病死率＝（因 VTE 而死亡的患者总例数÷同期住院确诊 VTE 的患者总例数）×100%

（3）意义:评价医院内 VTE 的严重程度,考量医院内 VTE 的治疗效果。

（4）评价方法:在所有采集范围内的病案首页信息中疾病转归为"死亡"的患者中,筛选病案首页信息包含 VTE 相关诊断的病例,并由专业人员逐例筛查,确定因 VTE 而死亡的患者总例数,通过公式计算得出本指标。

（植艳茹）

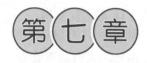

静脉血栓栓塞症防治案例解析

案例1　腰椎管狭窄症

一、案例资料

一般资料：患者,女,71岁,血型:B型Rh阳性,BMI:27.38kg/m²。

病史：患者于6年前无明显诱因反复出现腰部疼痛,间断性加重伴双下肢麻木1年。腰椎MRI显示:腰5/骶1椎管狭窄症。为进一步治疗,于2018年10月26日拟"腰椎管狭窄症(L_5/S_1)"门诊收治入院。患者既往有高血压病史20年,自服硝苯地平缓释片20mg/d,控制可,无吸烟、饮酒史。入院长海痛尺疼痛评分4分,Caprini血栓风险模型评估为高危。患者于2018年11月6日在全麻下行腰椎后路椎管减压内固定植骨融合术。术后带回颈静脉置管、伤口引流管、尿管、外周静脉置管各一根。患者双下肢感觉和运动正常,伤口敷料外观无渗血,尾骶部皮肤完整。术后长海痛尺疼痛评分为2分,Caprini血栓风险模型评估为超高危。遵医嘱予脱水、营养神经、抗感染等治疗,并予依诺肝素钠注射液4 000U皮下注射,12h一次抗凝治疗。

二、血栓相关问题解析

1. 该患者术后VTE风险评估为什么为超高危?

答:根据Caprini血栓风险模型评估(见表3-2),该患者VTE风险评分为:71岁高龄(2分),肥胖BMI>25kg/m²(1分),患者因腰部疼痛限制下肢活动(2分),腰椎手术时间>45min(2分),术后留置颈静脉置管一根(2分),共计9分,为超高危。

2. 该患者术后应如何预防VTE的发生?

答:该患者术后血栓风险评估为超高危,因此术后采取基础预防、物理预防、药物预防三种方法联合预防,具体为:①基础预防:包括肢体主动和被动活动及适当补充液体。告知患者及家属早期活动能有效降低VTE发生。患者术后麻醉清醒返回病房后指导其进行踝关节背伸、股四头肌等长收缩促进下肢静脉回流。由于患者术后体力虚弱,可以指导家属来帮助患者行被动屈伸,按摩腓肠肌。术中及术后适当补液,术后 6h 后无恶心、呕吐,可嘱患者适当饮水,避免脱水。②物理预防:指导患者穿着抗血栓袜,直至患者可下床正常活动。文献显示,物理预防方法对减少脊柱大手术后 DVT 的发生率有效,应用 AES 和 IPC 装置两种方法都可作为该患者物理预防选择的方式。③药物预防:遵医嘱给予患者抗凝药物依诺肝素钠注射液皮下注射,注意观察患者用药不良反应。

3. 该患者术后为什么应用抗凝药物?

答:北美脊柱学会(NASS)循证临床指南提出,常见的后路脊柱择期手术 VTE 风险非常低,约占 2.1%。VTE 药物预防性用药并不被推荐,因为用药后可能会加重出血风险。但是对于脊柱择期手术或血栓高危(如多发性创伤、恶性肿瘤、高凝状态等)患者,脊柱手术后可使用低分子肝素或低剂量华法林抗凝治疗。该患者为常规的后路脊柱择期手术,但其血栓风险评估为超高危,故给予依诺肝素钠皮下注射。

4. 该患者术后使用抗凝药物后如何做好出血观察与护理?

答:该患者术后常见出血部位为伤口出血、硬膜外血肿。①伤口出血观察:严密监测患者伤口引流液的量、颜色和性质,如伤口引流管短时间内引流出 100ml 鲜红色血性液体,应立即汇报医生,配合医生进行抢救。必要时遵医嘱抽取血标本,做好血红蛋白、血小板等指标观察。②硬膜外血肿观察:尽管腰椎内固定术后脊髓硬膜外血肿相对少见,一旦发生,后果严重。若出现血肿压迫神经,患者可出现双下肢麻木、疼痛、大小便异常等表现。对于神经症状较重患者,应做好手术准备。

5. 该患者出院后如何使用理想的抗凝药物?

答:中国骨科大手术静脉血栓栓塞症预防指南明确指出,术后 12～24h 开始抗凝治疗,方便临床医生在进行抗凝治疗前有充足的时间观察和评估出血的风险。骨科大手术凝血过程持续激活可达 4 周,术后形成 DVT 的危险可持续 3 个月,因此,术后应给予足够的抗凝药物疗程。该患者住院期间使用皮下注射抗凝药物,如果出院后继续使用皮下注射的方法,患者可能会因为使用不方便而停用抗凝药物,因此,出院后建议患者口服抗凝药物。指南推荐目前国内最新的直接口服 Xa 因子抑制剂阿哌沙班用于预防骨科大手术术后 VTE。该药物已经先后在欧美和中国获批 VTE 预防适应证。该患者出院后口服阿哌沙班,且服用时间不少于 4 周。

(范益生)

案例2　右股骨远端骨不连

一、案例资料

一般资料:患者,男,76岁,血型:B型Rh阳性,BMI:27.19kg/m²。

病史:患者主诉2019年5月1日突发右腿肿胀、疼痛伴活动受限至医院急诊就诊,超声检查示:右股静脉血栓形成,立即予制动、止痛,拟"右下肢深静脉血栓形成"收治入科。患者曾于2019年4月24日因"右股骨远端骨折骨不连"在我科行右股骨远端骨折内固定术,于4月29日顺利出院,出院带药:头孢地尼胶囊4盒,塞来昔布胶囊2盒。患者出院后长期卧床,活动少,不愿意穿梯度压力袜,每日饮水量少,吸烟10支/d,饮食基本以肉食为主,不喜蔬菜水果。患者既往有高血压病史5年,入科后血压160/90mmHg,入院查体:脊柱、双上肢、左下肢无明显异常,右大腿明显肿胀,大腿外侧伤口愈合良好,右踝关节、右足各足趾活动正常,右足背动脉搏动可触及,末梢循环好。完善术前检查,患者当日在局麻下行经皮机械吸栓术。术后安返病房,伤口加压包扎好,患肢抬高制动12h,足背动脉搏动好,长海痛尺疼痛评分为1分,术后Caprini血栓风险评分为超高危,遵医嘱给予依诺肝素钠注射液4 000U皮下注射,12h一次。

二、血栓相关问题解析

1. 该患者第一次手术出院后为什么会发生右下肢DVT?

答:基于Caprini血栓风险评估表(见表3-2),该患者术后VTE危险评分为:年龄76岁(3分),BMI为27.1kg/m²(1分),1个月内右侧下肢骨折创伤病史(5分),1个月内进行的手术时间≥45min(1分),卧床时间≥72h,持续步行少于30步(2分),共计12分,为超高危。患者出院回家后长期卧床,不愿意活动,饮食习惯不佳,VTE相关预防措施实施依从性较差,不愿意长时间的穿梯度压力袜,而且出院后未预防性的使用抗凝药物,综合以上因素,最终导致患者发生右下肢DVT。

2. 该患者第一次手术后可采取哪些物理预防措施预防VTE的发生?

答:物理预防VTE的工作原理,主要利用机械原理促使下肢静脉血流加速,减少血液滞留,降低术后下肢深静脉血栓形成的发生率,目前,临床普遍应用的为AES和IPC。

3. 针对该患者情况,患者第一次手术后出院应如何做好患者VTE健康教育?

答:针对性的对患者进行预防VTE的相关宣教:①基础预防:指导患者每天主动进行下肢功能锻炼,如踝泵运动,鼓励患者卧床期间勤翻身,恢复允许的情况下在由家属搀扶尽可能下床活动;告知其多饮水,平时宜低盐清淡饮食,合理营养补充,改善生活方式,如戒烟、戒酒等。②物理预防:嘱患者穿着梯度压力袜直至恢复患肢正常活动能力,有条件的情况可采用间歇充气加压装置治疗。③药物预防:出院后遵医嘱服用抗凝药物,注意观察药物不良反应。告知家属做好协助与监督。

4. 该患者第一次手术后患肢可以穿着梯度压力袜吗?

答:患者可以穿着梯度压力袜,相关文献显示,下肢骨折术后并发 DVT 的患者,70%发生于患肢,17%发生于健侧肢体,13%发生于双下肢。因此,建议骨折术后患者双下肢均使用梯度压力袜。

5. 该患者右下肢 DVT 入院后应如何做好病情的评估与护理?

答:①评估:观察患者右下肢皮温、皮肤颜色、足背动脉搏动、肢体活动以及疼痛情况。患者右下肢肿胀,做好双侧腿围的测量并标记和记录。②护理:对患者进行病情宣教,指导患者禁止对患肢按摩、热敷及理疗等,以防血栓脱落引起肺栓塞。指导患者进食低脂、高蛋白、高维生素、易消化饮食,保持排便通畅。做好心理护理,患者因疼痛、患肢肿胀而担心预后,护士应主动与患者交流,向患者讲解疾病发生原因和相关治疗案例,增强患者康复信心。

6. 该患者行吸栓手术后,护理要点有哪些?

答:①术后严密观察患者生命体征变化。②抬高患肢,手术穿刺处伤口予以自粘绷带加压包扎好,肢体伸直制动 12h,注意观察穿刺部位有无出血的发生,保持伤口敷料清洁,伤口敷料污染时及时更换。③评估患者双下肢足背动脉搏动情况及皮肤温度、颜色,询问有无疼痛和感觉障碍。测量双下肢周径,观察右大腿肿胀消退情况。④关注患者术后有无出血、肺栓塞等并发症的发生。

(刘浩怡)

案例3　膝关节骨性关节炎

一、案例资料

一般资料:患者,男,73 岁,血型:O 型 Rh 阳性,BMI:26.56kg/m^2。

病史:患者于 3 个月前无明显诱因突发左膝疼痛,负重时加重,休息时缓解,无夜间痛,于外院行关节腔穿刺注射玻璃酸钠治疗,效果不佳。为进一步治疗,于 2019 年 10 月 24 日门诊拟“左膝骨性关节炎”收治入院。入院查体:左下肢肿胀明显,局部皮肤稍硬,双下肢末梢感觉正常,双侧足背动脉搏动可触及,尾骶部皮肤完好。左下肢长海痛尺评分为 2 分。Caprini 血栓风险评分为高危,双下肢穿着大腿型梯度压力袜,予阿司匹林肠溶片 100mg 口服,每日一次。既往有冠心病病史。完善术前检查后,患者于 10 月 27 日在全麻下行左侧人工膝关节置换术,术后安返病房。遵医嘱予以心电监护及吸氧,患肢弹力绷带加压包扎好,予以软枕抬高。查体:左侧趾端皮温正常,色泽红润,足背动脉搏动可触及。患者术后带回外周静脉留置针一根接镇痛泵持续泵入中,尿管、伤口引流管各一根。患肢长海痛尺评分为 1 分。Caprini 血栓风险评分为极高危,无出血风险。术后第一天,遵医嘱予阿司匹林肠溶片 100mg 口服,每日一次。术后第二天,遵医嘱拔除伤口引流管,患肢去除弹力绷带,穿着梯度压力袜,借助助步器下床活动。术后第六天,患肢出现肿胀伴疼痛不适,长海痛尺评分为 4 分。测量腿围:患肢髌骨上、下 10cm 处周径分别为 50cm、40cm,健肢髌骨上、下 10cm 处周径分别为 40cm、30cm。血检验结果显示:血浆 D-二聚体 $4.88\mu g/ml$,血小板计数 $109\times10^9/L$。下肢血管彩超提示:左腘静脉附壁血栓形成。遵医嘱给予患者立即脱下梯度压力袜,患肢制动并予以抬高,血管外科会诊后予利伐沙班片 15mg 口服,每日两次,三周后改为 20mg 口服,每日一次。

二、血栓相关问题解析

1. 该患者术前 Caprini 血栓风险评分是多少? 可采用的预防措施有哪些?

答:该患者术前 Caprini 血栓风险评分(见表 3-2)为 6 分,属血栓风险高危,具体危险因素为:73 岁(2 分),BMI>25kg/m^2(1 分),下肢肿胀(1 分),1 个月内下肢石膏固定或其他原因限制下肢活动(2 分)。患者可采取基础预防、物理预防及药物预防三种方法,分别为:①基础预防:鼓励患者下床活动,卧床期间行踝泵运动,多饮水等;②物理预防:包括间歇充气加压和梯度压力袜,但患者主诉使用间歇充气加压装置影响其活动,因此选择穿着梯度压力袜;③药物预防:该患者由于有冠心病病史,术前长期服用阿司匹林,ACCP 指南指出,阿司匹林预防 VTE 复发的疗效远不及抗凝药物,但是如果不用抗凝药物,预防复发性 VTE 是使用阿司匹林的益处之一,阿司匹林通过抑制血小板聚集可间接抗静脉血栓形成,在 VTE 预防上有一定作用。

2. 该患者为什么术后不直接使用梯度压力袜?

答:该患者左侧膝关节置换手术后,髌骨外上方留置伤口引流管一根,是应用梯度压力袜的禁忌证,因此给予弹力绷带加压包扎伤口。在使用弹力绷带时,应注意由患肢足部向上缠绕包扎至膝上 10cm,松紧以放进 1~2 根手指为宜,同时需要观察肢体有无疼痛、麻木及足背动脉搏动情况。术后第二天拔除引流管后可穿着大腿型梯度压力袜来预防 VTE 的发生。

3. 该患者术后为什么发生 DVT?

答:DVT 是人工关节置换术后最常见、最严重的并发症之一。导致 DVT 发生的三要素是:血管壁损伤、血流速度缓慢和血液高凝状态。中国骨科大手术

VTE 预防指南显示,骨科大手术后,欧美国家 DVT 发生率为 2.22% ~ 3.29%,PTE 发生率为 0.87% ~ 1.99%,亚洲 DVT 发生率为 1.40%,PTE 发生率为 1.10%。虽然发生率高,但如果采取合适的预防措施,其发生率将大大降低。该患者行膝关节置换手术,术后发生 DVT 的原因包括:术中为防止出血,应用止血带阻断血流,且手术需要长时间肢体制动,术后卧床休息等使其静脉血流缓慢;手术器械的应用等可导致血管内膜损伤;术中使用骨水泥固定假体,骨水泥在溶解时会发生热聚合反应,损伤血管内皮细胞,激活一系列与凝血过程相关的细胞与组织因子,从而使患者血液处于高凝状态,并且手术创伤引起应激反应,可启动外源性凝血系统,导致血液高凝状态。

4. 该患者被确诊为 DVT 后,应如何护理?

答:嘱患者卧床休息,协助患者脱下患肢梯度压力袜,患肢制动,严禁按摩、热敷患肢,避免血栓脱落引起肺栓塞;健侧肢体可行踝泵运动,股四头肌等长收缩等活动;每日定时测量双侧腿围进行对比,观察患者肢体疼痛、肿胀程度、皮肤颜色、皮肤温度及足背动脉搏动情况,疼痛明显时遵医嘱给予止痛药物。严格床边交接班,密切观察病情变化,有无胸闷、胸痛、气促等症状,必要时遵医嘱给予心电监护。该患者发生 DVT 后遵医嘱予以利伐沙班片抗凝治疗,向患者宣教用法、用量及不良反应等,并密切观察有无出血表现。必要时完善术前准备,向患者及家属做好相关宣教,做好各项护理记录。

5. 骨科术后患者应何时启动抗凝治疗?

答:中国骨科大手术 VTE 预防指南明确指出,骨科大手术围手术期 DVT 的高发期是术后 24h 内,但越早启动抗凝治疗,患者发生出血的风险也越高,故指南推荐骨科大手术术后 12~24h 启动抗凝治疗,一方面医生有更长的时间评估患者出血风险,另一方面,患者创口止血时间更充分,自身凝血功能已基本恢复,出血风险较小。由于骨科大手术后凝血过程持续激活可达 4 周,术后发生 DVT 的风险可持续 3 个月。因此,指南推荐对施行人工全髋关节置换(total hip arthroplasty,THA)、人工全膝关节置换(total knee arthroplasty,TKA)及髋部骨折手术(hip fractures surgery,HFS)的患者,术后药物预防时间最少为 10~14d,建议术后患者延长至 35d。

6. 该患者发生 DVT 后予利伐沙班片口服,服药期间应该如何护理?

答:利伐沙班作为新型口服抗凝药,主要通过选择性作用 Xa 抑制剂来预防血栓的形成。患者在服药期间需注意:①关注患者是否出现牙龈、泌尿系和消化道等部位出血,密切观察患者伤口局部有无出血或血肿情况,若伤口出现渗血、大片皮下淤血或伤口局部迅速肿胀时,应立即告知医生,患者少量伤口渗血,在排除抗凝剂过量作用后,可给予伤口加压包扎,出血量大时,查明原因,协助医生做好手术止血准备;②护理操作动作轻柔,避免不必要的穿刺,拔针后延长穿刺点压迫时间;③建议患者刷牙时使用软毛刷,防跌倒、碰撞,以减少出血风险;

④由于利伐沙班通过肾脏代谢,因此需要定期复查肾功能情况;⑤向患者及家属详细说明利伐沙班片服药时间及方法,服药期间告知患者严格遵循医嘱,勿随意增减剂量。

(吴　红)

案例 4　蛛网膜下腔出血

一、案例资料

一般资料:患者,女,51 岁,血型:A 型 Rh 阳性,BMI:30.96kg/m²。

病史:患者因突发意识模糊 13h,家人送至医院急诊,头颅 CT 提示:蛛网膜下腔出血。为进一步治疗,于 2019 年 7 月 28 日急诊拟"蛛网膜下腔出血"平车收入院。患者既往有高血压病史 8 年,无吸烟、饮酒等嗜好。入院查体:体温 36.8℃,脉搏 80 次/min,呼吸 20 次/min,血压 120/80mmHg,行为疼痛量表(behavioral pain scale,BPS)疼痛评分 3 分,GCS 评分 3 分。Caprini 血栓风险模型评估为超高危。完善术前检查,患者在急诊全麻下行全脑血管造影术+单纯瘤内栓塞术+左侧脑室外引流术,术后安返监护病房,予特护,留置外周静脉置管、左侧脑室外引流管、尿管各一根。右侧股动脉压迫器压迫 24h,穿刺处伤口无渗血,右下肢制动 24h,双下肢皮肤颜色正常,足背动脉搏动好。术后 Caprini 血栓危险评分 11 分,超高危。遵医嘱予双下肢使用 IPC 装置治疗。8 月 1 日给予患者床边行右侧股静脉置管术,穿刺困难,反复穿刺 3 次成功置入股静脉置管,置入深度为 20cm,接液体输入顺利。8 月 4 日输液时发现右下肢肿胀,静脉彩超提示:下腔静脉-右股静脉上段血栓形成。请血管外科医生会诊后给予患者在局麻下行下肢深静脉造影+下腔静脉滤器置入+机械性血栓清除术,术后遵医嘱予那屈肝素钙注射液 0.4ml 皮下注射,12h 一次。

二、血栓相关问题解析

1. 该患者发生 VTE 的原因有哪些?

答:动脉瘤性蛛网膜下腔出血患者是 VTE 的高危人群,急性 DVT 和症状性 PE 的发生率分别为 1.5%~24% 和 1.2%~2%。该患者发生 VTE 的原因有:①年龄:研究表明,在 40 岁以后,每增长 10 岁,VTE 发病率增加 2 倍,患者 51 岁,VTE 发生风险增高;②卧床:术前患者神志呈浅昏迷状态,需长期卧床,且手术后术侧肢体制动 24h,患者下肢活动减少,血流缓慢;③血液高凝状态,该患者蛛网膜下腔出血出血量大,对脑血管刺激时间较长,出现脑血管痉挛,使受累动脉供应远端区域的灌注量降低,导致血液呈现高凝状态,增加深静脉血栓形成发生的风险;④股静脉置管穿刺,导致股静脉机械性损伤。

2. 该患者 Caprini 血栓风险评估为什么是超高危?

答:根据 Caprini 血栓风险评估表(见表 3-2),患者年龄 51 岁(1 分),BMI>25kg/m² (1 分),卧床时间<72h,持续步行<30 步(1 分),1 个月内需要长期卧床的脑卒中(5 分),1 个月内下肢石膏固定或其他原因限制下肢活动(1 分),1 个月内或现在中心静脉置管(2 分),合计 11 分,属于超高危。

3. 该患者第一次手术术后为什么没有使用低分子肝素来预防 VTE 的发生?

答:患者第一次手术即在急诊全麻下行全脑血管造影术+单纯瘤内栓塞术+左侧脑室外引流术,相关文献报道,动脉瘤栓塞术后出血性脑卒中发病率为 20%～30%,再出血的发生率为 8.5%～10%。低分子肝素可以预防 0.8%～3.6% VTE 的发生,但也会增加 0.4%～2.2%蛛网膜下腔出血的风险。综合评估该患者术后使用低分子肝素弊大于利,因此,患者第一次手术术后不建议使用低分子肝素预防 VTE 的发生。

4. 为什么该患者第一次手术术后使用 IPC 装置预防 VTE 而不是穿着 GCS?

答:2015 年美国神经重症监护学会(Neurocritical Care Society,NCS)循证指南关于神经危重症患者 VTE 预防内容中指出,对于动脉瘤性蛛网膜下腔出血重症患者,早期活动有助于降低患者 VTE 发生率,GCS 并不能显著降低 DVT 发生率,却能增加皮肤损伤的风险,因此不推荐使用 GCS。NCS 循证指南推荐,动脉瘤性蛛网膜下腔出血患者应将 IPC 作为住院期间 VTE 的最佳物理预防方法。

5. 该患者为什么行下腔静脉滤器置入术?

答:下腔静脉滤器可有效拦截机械性血栓清除过程中脱落的血栓,避免其随血流从下腔静脉进入右心房、右心室,随后进入肺动脉时堵塞肺动脉引起 PTE。有研究显示,下腔静脉滤器的使用,使得下肢深静脉血栓脱落导致的 PTE 发生率由 60%～70%下降至 0.9%～5.0%。

6. 该患者第二次手术后为什么需要使用抗凝药物?

答:该患者第二次手术为下肢深静脉造影+下腔静脉滤器置入+机械性血栓清除术,术后需抗凝治疗以预防下腔静脉滤器阻塞及 VTE 复发等相关并发症的发生。且患者第二次手术距离第一次手术相差 7d,患者颅内出血风险明显降低,应用抗凝药物出血风险较前减小,经评估此时抗凝治疗利大于弊。

7. 该患者使用抗凝药物期间的护理要点有哪些?

答:患者用药期间监测 APTT(一般为正常的 1.5～2 倍),凝血时间维持在正常凝血时间的 1.2～2.5 倍之间。出血是抗凝治疗最常见的并发症,应严密观察有无出血倾向,针对该患者,应特别注意有无头痛、呕吐、意识障碍加重等颅内出血的表现。同时,警惕患者发生 PTE,观察患者有无胸痛、呼吸困难、血压下降等异常情况,若患者出现不适,立即报告医生,配合抢救。

(甘丽芬)

案例5　脑　梗　死

一、案例资料

一般资料:患者,男,95 岁,血型:B 型 Rh 阳性,BMI:24.36kg/m²。

病史:患者于 3d 前突然晕倒在地,当时右侧肢体无力,可抬起,无不适主诉和意识障碍,后立即送至急诊,血压 171/90mmHg,查头颅 CT 示:多发腔梗灶,MRI 平扫示:左侧额顶颞叶、右桥臂多发新鲜梗死灶,于 2019 年 5 月 4 日急诊拟"脑梗死"收入院。患者既往有高血压、阿尔茨海默病、前列腺增生、2 型糖尿病、右肾全切除术后、左肾透明细胞癌病史。入院查体:患者神志嗜睡,右上肢肌力 2 级,右上肢、双下肢中度水肿。血检验示:中性粒细胞 65.1%,血小板计数 436×10⁹/L,白蛋白 30g/L,葡萄糖 6.4mmol/L,D-二聚体 0.9μg/ml,凝血酶原时间 18.5s。患者食欲欠佳,有大便压力性失禁表现,小便正常。给予患者一级护理,鼻饲饮食,床旁备吸引器,持续心电监测,记出入量,雾化吸入治疗。主要口服药有阿司匹林抑制血小板聚集、阿托伐他汀钙调脂稳定斑块、胰岛素及二甲双胍降血糖、氨氯地平降压治疗。患者留置胃管、尿管以及左手肘上 PICC 置管。Caprini 血栓风险评估为超高危。

二、血栓相关问题解析

1. 该患者 Caprini 血栓风险评估为什么是超高危?

答:根据 Caprini 血栓风险模型表(见表 3-2),患者 95 岁(3 分),卧床时间(2分),下肢肿胀(1 分),恶性肿瘤(2 分),现有 PICC 置管(2 分),1 个月内下肢石膏固定或其他原因限制下肢活动(2 分),1 个月内需长期卧床的脑卒中(5 分),合计 17 分,Caprini 血栓风险模型评分≥9 分,为血栓风险超高危患者。

2. 为什么老年患者更容易发生 VTE?

答:老年患者发生 VTE 的可能原因为:①老年患者一般并发多种疾病,如肿瘤、脑卒中、心功能衰竭、心肌梗死、糖尿病、严重感染、肥胖、慢性阻塞性肺疾病、炎症性肠病等容易造成静脉壁受损,且老年患者身体虚弱,活动减少,从而导致血液流动减慢,易凝固形成血栓。②年龄增长带来内皮功能紊乱和血小板功能改变,临床上容易出现年龄相关性的下肢静脉变化,如静脉曲张等,增加了老年患者 VTE 的发生率。③许多血浆成分比如纤维蛋白原、Ⅶ、Ⅷ因子、D-二聚体、同型半胱氨酸等都会随着年龄的增长而升高,使得老年患者血液处于高凝状态。虽然随着年龄的增加 VTE 的发生率显著增高,但若尽早明确老年患者 VTE 发生的危险因素,及时采取合理的预防措施,可有效降低其发生率,从而提高患者的生存质量。

3. 该患者应采用哪些方法预防 VTE? 为什么未使用抗凝药物?

答:该患者主要采用基础预防联合物理预防措施预防 VTE 的发生,包括:①基本预防:护士对家属进行健康教育;帮助患者抬高下肢,每 2h 予改变体位,每日康复理疗进行肢体的被动训练等;做好饮食指导,给予低盐低脂糖尿病饮食,控制血糖和血脂,并注意及时补充充足水分,避免脱水,保证有效循环血量。②物理预防:欧洲卒中组织颁布的急性缺血性卒中患者 VTE 预防指南指出,不推荐采用梯度压力袜来预防缺血性卒中患者 VTE 的发生,故给予该患者间歇充气加压治疗,每天 2 次,每次 30min。而对于抗凝治疗的选择,根据出血风险评估,该患者存在出血风险(年龄≥85 岁,严重肾衰竭),因此不建议采用抗凝药物。美国心脏协会和美国卒中协会缺血性卒中指南指出,对于不能使用抗凝药物的患者可以使用阿司匹林预防 VTE。

4. 该患者为什么选择左上肢进行 PICC 置管?

答:常规 PICC 置管首选右侧肢体,因为 PICC 置管末端应位于上腔静脉,靠近右心房处,而上腔静脉和右心房都位于纵隔右侧,选择右上肢进行 PICC 置管,导管进入上腔静脉的距离相对较短。而该患者因低蛋白血症致右上肢中度水肿,水肿导致右上肢血流缓慢,甚至可能凝固成血栓,如果此时选择右上肢进行 PICC 穿刺,有可能会导致血栓随着导管脱落到上腔静脉,进入肺循环,堵塞肺动脉,引起呼吸和循环衰竭。因此,选择左上肢进行 PICC 置管,安全性高,也确保后续治疗的顺利进行。

5. 该患者左上肢 PICC 置管,应如何预防静脉血栓形成?

答:①PICC 置管 24h 后,在置管上方湿热敷每日 2~3 次,每次 20~30min,预防静脉炎。②正确冲管与封管:在输注液体前后均用生理盐水 20ml 脉冲正压冲管,封管时使用 0~10U/ml 肝素稀释液脉冲正压封管,做好导管维护。脉冲式冲管可有效降低血栓形成的风险。③定期抽血查血浆 D-二聚体,对可疑血栓形成患者进行血管超声检查等,有助于及早发现血栓形成,以便给予正确处理。④由于患者存在认知功能障碍,护士应协助其进行肢体功能锻炼,动作应轻柔。⑤告知家属注意关注患者肢体有无肿胀等情况,尽量避免左上肢长时间下垂或低位放置,指导予以软枕稍抬高。⑥该患者高龄,但无心功能衰竭表现,遵医嘱合理补液,降低血液黏稠度。

（肖　瑛）

案例6　直　肠　癌

一、案例资料

一般资料：患者，男，62 岁，血型：A 型 Rh 阳性，BMI：25.47kg/m²。

病史：患者直肠癌术后 4 个月，化疗三个周期，此次为定期化疗，于 2019 年 3 月 17 日门诊拟"直肠癌术后化疗"收入我科。患者既往有高血压病史十年余，无吸烟、饮酒史。入院查体：患者带入左侧贵要静脉 PICC 置管一根，置管时间半个月余，左上臂及颈部稍有肿胀，皮肤颜色正常，皮温高，左上臂疼痛，长海痛尺疼痛评分为 1 分，肢体活动正常。血压 135/72mmHg，脉搏 78 次/min，Caprini 血栓风险评估为高危。入院后通过查体怀疑患者出现 PICC 相关性血栓形成，立即嘱患者左上肢制动，行血管超声检查示：左上臂贵要静脉血栓形成，不伴浅静脉、头臂静脉血栓形成。评估无出血风险，遵医嘱予那屈肝素钙注射液 4 100U 皮下注射，每 12h 一次。

二、血栓相关问题解析

1. PICC 相关性血栓形成易发生于哪些部位？为什么？

答：PICC 置管患者发生 DVT 的可能部位有置管侧上肢静脉、锁骨下静脉及颈内静脉等。上肢易发静脉血栓的原因是：患者上肢 PICC 置管过程中会损伤血管内皮，且置管后置管侧肢体减少活动导致血流缓慢。颈部及锁骨下易发生静脉血栓的原因是：患者血管畸形导致静脉置管时导管对锁骨下静脉及颈内静脉的反复机械刺激，激活凝血系统等原因造成血管内皮损伤及血液黏稠度增加。

2. 根据临床表现，该患者属于导管相关性静脉血栓形成哪一种类型？

答：导管相关性静脉血栓形成根据临床表现可以分为 4 类：①DVT：置管侧肢体、颈部、肩部、胸部、颜面部有水肿症状或体征，超声提示深静脉血栓形成，伴或不伴浅静脉、头臂静脉、上/下腔静脉血栓形成，伴或不伴受累部位疼痛、皮温升高、浅表静脉显露、颈部或肢体运动障碍、肢体红斑或麻木感等表现；②血栓性浅静脉炎：沿置管血管走行方向区域出现的皮肤红肿疼痛，伴或不伴皮温升高，查体可触及条索状硬结，和/或超声提示对应血管血栓形成；③无症状血栓形成：单纯影像学发现血栓，但患者无任何主诉症状及客观体征；④血栓性导管失功：由于纤维蛋白鞘、导管内血栓形成或导管尖端血栓形成导致的经导管输液不畅或完全堵塞。该患者左上臂及颈部稍有肿胀，皮肤颜色正常，皮温高，左上臂疼痛，长海痛尺疼痛评分为 1 分，肢体活动正常。左上肢及颈部血管超声显示：左上臂贵要静脉血栓形成，不伴浅静脉、头臂静脉血栓形成，属于 DVT。

3. 该患者出现 PICC 导管相关性血栓形成,护理要点有哪些?

答:①告知患者导管相关性静脉血栓发生的原因、治疗计划以及预后情况,取得患者及家属的配合,减轻患者焦虑情绪;②指导患者抬高患肢,避免大幅度活动,非绝对制动;③遵医嘱给予抗凝治疗,并在治疗期间观察患者有无出血症状和体征;④定期监测患者实验室相关指标,如 D-二聚体、凝血酶原时间等;⑤测量患侧上肢的臂围,观察肢体肿胀部位情况、疼痛情况、皮肤颜色、皮温等变化,并记录;⑥观察患者有无咳嗽、咯血、胸闷、气促等肺栓塞症状和体征;⑦评估患者有无拔管指征,告知患者拔管的原因,必要时予拔管。

4. 该患者 PICC 如果发生血栓性导管失功,应该如何处理?

答:对于部分和完全闭塞的导管,可使用负压治疗方法。负压治疗又可分为以下两种技术:①单注射器技术:使用单个 10ml 注射器,直接连接 PICC 管腔(图 7-1)。将注射器直立,空气上升到注射器上部,抽吸的溶栓药物(常用的有:2mg/2ml 阿替普酶或 5 000U/ml 尿激酶,从经济成本考虑,临床上常使用尿激酶)保留在注射器底部,通过真空作用,使溶栓药物,被"吸入"到导管腔内。缓慢多次抽拉注射器,停留一定时间后,回抽出管腔内的溶栓药物,如仍无回血,重复上述步骤,直到可抽到回血。②三通接头连接旋转技术:将三通接头一端连接到 PICC 末端,另外两个端口连接 10ml 以上排空空气的无菌注射器和 10ml 装有溶栓药物的注射器(图 7-2)。抽拉排空空气的注射器致

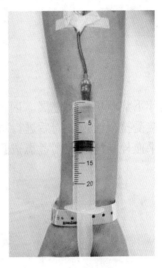

图 7-1　单注射器技术

导管产生真空,然后旋转三通,关闭注射器与导管的连接,打开装有溶栓药物注射器,使之与导管相通,通过负压作用使药物被"吸"入导管。保留药物一段时间再回抽,如仍无回血,重复上述步骤。溶栓药物停留时间一般为 30~120min,多次操作仍无法恢复通畅,可将药物停留时间延长至 24~72h,使溶栓剂最大程度和导管内外表面的血栓/纤维蛋白接触,以便进行溶栓。如果使用上述药物方法不能恢复导管通畅,再考虑其他措施,如使用腔内操作技术。如导管仍无法恢复功能,应尽早拔除。

5. 如何把握该患者的拔管指征?

答:目前指南均不推荐在发生血栓后常规拔除导管,在接受一段时间抗凝治疗之后再拔管有利于血栓的稳定,从而降低拔管时血栓脱落引起 PTE 的风险。目前公认的拔管指征有:①治疗已无须使用该导管;②导管功能已完全丧失;③导管位置异常;④合并导管相关性血液感染;⑤合并抗凝禁忌;⑥在规范抗凝

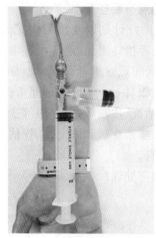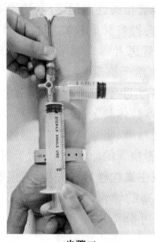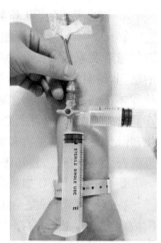

| 步骤一 | 步骤二 | 步骤三 |

图 7-2　三通接头连接旋转技术

治疗下症状仍持续进展。因该患者仍依赖 PICC 导管行化疗治疗,建议该患者在接受抗凝治疗 2 周后进行彩超复查血栓情况,如果血栓消失可继续使用导管,如果血栓持续进展则考虑拔管。

（唐淑慧）

案例7　乙状结肠癌

一、案例资料

一般资料:患者,男,67 岁,血型:A 型 Rh 阳性,BMI:28.18kg/m²。

病史:患者主诉"大便带血、不成形 3 个月余",肠镜提示"乙状结肠占位伴不全梗阻",为进一步治疗,于 2018 年 2 月 18 日收入院。患者既往有高血压病史 2 年,吸烟史 20 余年,20 支/d,无饮酒史。入院查体:腹部膨隆,未见肠型及蠕动波,肠鸣音 4 次/min,膝胸位肛门外观无异常,直肠指诊肛门括约肌功能正常,直肠未触及肿物,指套退出无血染。入院时血压 144/86mmHg,脉搏 82 次/min,Caprini 血栓风险模型评估为高危,术前予双下肢穿着梯度压力袜,依诺肝素钠注射液 4 000U 皮下注射,每日一次。完善各项术前检查,患者于 2018 年 2 月 21 日在全麻下行乙状结肠癌根治术,术后安返病房,留置中心静脉置管等导管共 5 根,予心电监护监测生命体征,伤口外观干燥,Caprini 血栓风险模型评估为超高危。术后第一天血浆 D-二聚体 6.93μg/ml,纤维蛋白降解产物 35.10μg/ml,穿着梯度压力袜,皮下注射依诺肝素钠注射液 4 000U,12h 一次,以预防深静脉血栓形成。术后第三天拔除胃管、尿管、肛管后,嘱患者下床活动。术后第四天,患者起床去卫生间时突发头晕、大汗、瘫坐、大小便失禁,立即给予平卧、吸氧等措施,患者呼之能应,主诉胸闷、憋气,血压 100/60mmHg,血氧饱和度 70%,即刻准备床旁气管插管,期间患者血压、指脉氧测不出,呼之不应,心跳呼吸骤停,予心肺复苏,气管插管,转重症医学科继续治疗。

二、血栓相关问题解析

1. 该患者 VTE 风险评分为什么由术前高危变为术后超高危?

答:根据 Caprini 血栓风险评估表(见表 3-2),该患者年龄 67 岁(2 分),BMI>25kg/m^2(1 分),乙状结肠癌(2 分),合计 5 分,为血栓高危患者。术后评分增加卧床(2 分)、中心静脉置管(2 分)、大手术(2 分),共计 11 分,故术后 Caprini 血栓风险评估为超高危。

2. 该患者术前可以应用抗凝药物预防 VTE 的发生吗?

答:2017 年美国结肠和直肠医师学会(American Society of Colon and Rectal Surgeons,ASCRS)临床实践指南推荐,对于结直肠手术静脉血栓栓塞症疾病的预防,VTE 中、高危且排除具有出血风险患者应进行抗凝药物预防。患者无抗凝药物使用禁忌,遵医嘱予以患者低分子肝素抗凝治疗,患者入院时大便带血,注意评估患者有无出血风险,观察患者大便带血有无增多。

3. 该患者结直肠手术后发生 DVT 的风险有多大?

答:ASCRS 关于结直肠手术静脉血栓栓塞症的预防临床实践指南指出,结直肠手术后患者 DVT 发生大于 30%。指南中提到结直肠手术后患者即使应用药物预防,其 VTE 发生风险也高达 9%。因此,术后应规范实施各种预防措施,密切观察患者病情的变化,一旦发生异常情况,护理人员应及时汇报医生,进行相应的处理。

4. 该患者术后第一天血检验血浆 D-二聚体升高,是不是意味着该患者发生了 VTE? 为什么?

答:血浆 D-二聚体升高,说明患者有发生 VTE 的可能。D-二聚体是血液中的纤维蛋白降解产物,是纤维蛋白经过活化和水解之后所产生的特异性产物。其水平高低能够反映血液是否处于高凝状态,以及继发性纤维蛋白溶解是否亢进。导致血浆 D-二聚体增高的原因有:心肌梗死、脑梗死、肿瘤、弥散性血管内凝血、手术、感染等。D-二聚体是血栓形成的敏感指标,但不是特异性指标,因此,不能作为诊断 VTE 的唯一标准。临床诊断 VTE 应结合患者的症状,如下肢肿胀、疼痛等以及相关辅助检查,如多普勒血管超声、静脉造影、肺动脉 CT 等。

5. 该患者手术后为什么会突发呼之不应、心跳呼吸骤停?

答:排除体位性低血压、低血糖等原因,综合患者病情,该患者为急性肺栓塞引发休克从而导致心跳呼吸骤停。巨大栓塞常伴有肺动脉反射性痉挛,可致心输血量急剧下降,相关症状包括患者出现血压下降、大汗淋漓、焦虑等,严重者可出现心跳呼吸骤停。

6. 该患者发生上述情况时,责任护士应采取哪些应急处置措施?

答:早期明确肺栓塞,尽快溶栓治疗是抢救患者生命的重要因素。患者突发呼之不应、心跳骤停,立即给予心肺复苏抢救,高流量吸氧,建立静脉通路,遵医嘱给予强心、溶栓等药物,持续心电监护,密切监测患者神志、生命体征变化,完善相关血检查及血气分析,联系麻醉科进行气管插管,配合做好术前准备。

(吕桂芬)

案例 8　大　肠　癌

一、案例资料

一般资料:患者,男,75 岁,血型:A 型 Rh 阳性,BMI:25.45kg/m^2。

病史:患者大便带血 1 个月余,行肠镜检查发现结肠癌,为进一步治疗,2019 年 1 月 8 日门诊拟"结肠肝曲癌"收治入院。患者现有活动性胃溃疡,糖尿病 20 余年,高血脂 10 余年,既往有鼻咽癌放疗史,3 年前突发心肌梗死,行髋关节置换术后 2 年,VTE 病史,无高血压史,无外伤史,无吸烟、喝酒嗜好。入院查体:腹部平坦,未见肠型及蠕动波,双下肢皮温温,皮肤颜色正常,足背动脉搏动可触及,肢体活动正常,尾骶部皮肤完好。入院时患者血压 128/78mmHg,脉搏 76 次/min,疼痛评分 0 分,Caprini 血栓风险评估为超高危,给予基本预防措施(变换体位,下床活动);穿着抗血栓袜;予依诺肝素钠 4 000U 皮下注射,每天一次。完善各项检查后,患者于 2019 年 1 月 23 日在全麻下行右半结肠癌根治扩大术,术后安返病房,留置颈内静脉导管、胃管、尿管、肝肾间隙引流管各 1 根。遵医嘱予以持续心电监护 2d,伤口外观干燥无渗血,双下肢皮肤颜色正常,足背动脉搏动好,长海痛尺疼痛评分为 0 分,Caprini 血栓风险评估仍为超高危,血栓相关治疗措施同术前。2019 年 1 月 20 日患者病情平稳,伤口愈合良好,查体无特殊,进食可,予以出院。

二、血栓相关问题解析

1. 该患者 Caprini 血栓风险为什么评定为超高危?

答:该患者术前根据 Caprini 血栓风险评估表(见表 3-2)评分为 9 分,患者年龄 75 岁(3 分),BMI>25kg/m^2(1 分),恶性肿瘤(2 分),VTE 病史(3 分),合计 9 分,Caprini 血栓风险评分≥9 分,属于超高危。术后新增危险因素有大型开腹手术,时间≥45min(2分),留置中心静脉导管(2分),所以该患者术后Caprini血栓风险评分为13分,属于超高危。

2. 该患者拟进行开腹手术,为何术前使用低分子肝素皮下注射?

答:结直肠手术麻醉的加速康复外科专家共识显示,结直肠手术后患者如不进行深静脉血栓形成预防,无症状深静脉血栓形成的发生率为30%,致命性肺栓塞的发生率为1%。共识指出对于血栓风险中危以上患者,应在术前12h给予低分子肝素,并且持续用药至出院后或术后7~14d。低分子肝素抗凝作用持续时间长,出血风险远远低于普通肝素,是国内外VTE预防指南中推荐的抗凝药物。该患者术前Caprini血栓风险评估即为极高危,且有VTE病史,因此术前给予基础、物理、抗凝药物等多种措施的预防和治疗。

3. 该患者术后予基础预防措施(变换体位,下床活动)时应注意什么?

答:该患者术后早期应指导患者床上活动,变换体位时应注意避免幅度过大、动作过猛,同时应注意妥善固定导管,避免导管滑脱。患者因行腹部开放手术,术后应给予半卧位,并抬高下肢,促进静脉回流。指导患者床上进行踝泵运动,促进血液循环。术后24h可在他人帮助下适当下床活动,遵循循序渐进的原则,首次下床活动时避免时间过久,下床时应注意妥善固定导管,避免导管滑脱。

4. 该患者术后早期应用低分子肝素是否会导致术后吻合口出血?

答:使用低分子肝素抗凝虽然比普通肝素抗凝安全,但使用时仍然存在一定的出血风险。因此,该患者术后早期应用低分子肝素钠会增加吻合口出血风险,在患者使用低分子肝素前应进行出血风险评估。该患者出血风险评估:基础疾病因素有癌肿活动性出血、活动性消化道溃疡;手术相关因素有腹部复杂手术、术前贫血等因素,因此该患者存在出血倾向,应慎用抗凝药物。请专科会诊后考虑患者术前有VTE病史,且属于VTE风险超高危患者,应用抗凝药物利大于弊,因此术后继续使用低分子肝素,但值得注意的是,使用低分子肝素时应避免手术当日使用,应于术后24h后使用。

5. 该患者术后应用依诺肝素注射液抗凝期间有哪些注意事项?

答:该患者经评估后存在出血风险且使用抗凝药物,因此,应密切观察患者术后是否存在出血现象,尤其注意其伤口、引流液、注射部位、胃肠道和泌尿系、全身皮肤黏膜等的评估。例如:伤口评估应注意观察伤口有无渗血渗液,及时查看敷料有无血迹,如伤口外层敷料有大量渗血表现,应及时汇报医生。该患者引流管位于肠管吻合口旁,引流液评估应关注引流液的颜色、性质和量,若引流管内有大量鲜红色、温热血性液流出,考虑存在吻合口出血,应及时汇报医生进行处理。注射低分子肝素时应严格遵循皮下注射操作步骤,评估注射部位,查看注射部位有无皮下出血,避免在同一注射点注射,注射过程中缓慢推注药液,注射完毕后停留10s后再拔针,以减少出血风险,并做好家属及患者的健康教育。

6. 患者既往有 VTE 病史,在预防深静脉血栓形成方面观察要点有哪些?

答:患者 4 年前行髋关节置换术,术后出现深静脉血栓形成,经治疗后好转。在本次手术住院期间应严密观察患者双下肢是否有疼痛、肿胀等表现,以及患者有无呼吸困难、胸痛、低氧血症等表现。注意主动询问和倾听患者主诉,指导患者有效活动,增加下肢静脉血液回流,避免久站、久坐及卧床时间过长。

7. 患者出院后还需要继续抗凝治疗吗?

答:需要,根据美国结肠和直肠外科医师协会预防结肠外科静脉血栓栓塞症的临床实践指南,结直肠癌切除术后 VTE 高危患者强烈建议药物预防时间至少4 周。该患者术后 VTE 评估为超高危,应持续抗凝治疗至少 30d,因此出院后需要继续抗凝治疗。

（周茹珍）

案例 9　胰体尾恶性肿瘤

一、案例资料

一般资料:患者,男性,72 岁,血型:A 型 Rh 阳性,BMI:25.87kg/m²。

病史:患者主诉腰背部酸痛不适一个月余,行 CT 检查发现胰腺尾部有一3cm×2cm 肿块,术前内镜活检病理为恶性肿瘤,为进一步治疗,于 2019 年 10 月20 日门诊拟"胰体尾占位"步行收入院。患者有高血压病史 5 年;2 型糖尿病病史 1 年,使用胰岛素皮下注射控制血糖,血糖控制不佳。入院时患者主诉腰背部轻度疼痛,长海痛尺评分为 2 分,血糖 13.8mmol/L,术前血小板计数 $185×10^9$/L(血小板计数正常值:$125 \sim 350×10^9$/L),Caprini 血栓风险模型评估为高危。完善各项检查,患者于 10 月 22 日在全麻下行胰体尾+脾切除术,术后安返病房。患者留置腹腔引流管两根接 SB(Sumitomo Bakelite)排液包(11 月 1 日拔除)、胃管一根(11 月 2 日拔除)、导尿管一根(11 月 2 日拔除)、双鼻氧管吸氧 3L/min(11 月 2 日拔除)、颈内静脉置管一根(11 月 6 日拔除)。遵医嘱持续心电监护3d,患者疼痛评分为 2~3 分,术后第一天血小板计数 $120×10^9$/L,术后第三天血小板计数 $431×10^9$/L,术后第五天血小板计数 $655×10^9$/L。Caprini 血栓风险评分为超高危。遵医嘱给予患者双下肢穿着抗血栓袜,阿司匹林肠溶片 100mg 口服,每日 1 次,术后第三天依诺肝素钠注射液 4 000U 皮下注射,每日 1 次。术后第 10d 血小板计数 $400×10^9$/L。10 月 23 日床边交接班时发现患者抗血栓袜防滑硅胶区域皮肤散在水疱。

二、血栓相关问题分析

1. 该患者行胰体尾+脾切除术后,导致 VTE 发生的危险因素有哪些?

答:根据 Caprini 血栓风险评估表(见表 3-2):患者 72 岁(2 分)、BMI 25.8kg/m^2(1 分)、术后卧床<72h(1 分)、留置中心静脉导管(2 分)、手术时间≥45min(2 分)、恶性肿瘤(2 分),共计 10 分,为血栓风险超高危。上述均为该患者发生 VTE 的危险因素。

2. 该患者术后为什么会出现血小板增多?

答:①患者术中切除了脾脏,而脾脏具有储血、造血、滤血、清除坏死细胞、免疫等生理功能。脾脏是血液循环中重要的过滤器,能清除血液中的异物、病菌以及衰老死亡的细胞,特别是红细胞和血小板。脾切除后血小板清除减少,血小板数量增多,包括血小板活化、聚集及黏附性增加。②脾切除术过程中钳夹、挤压造成脾静脉内膜损伤,胶原纤维暴露,激活凝血系统,使血小板黏附增强。

3. 该患者术后预防 VTE 的措施有哪些?

答:该患者术后预防 VTE 的方法主要为基础预防、物理预防及药物预防三种方法联合使用。①基础预防:制订循序渐进的锻炼计划,督促患者实施,鼓励患者术后尽早下床活动,同时术后确保每日输液量维持在 2 500~3 000ml,其中每日静脉滴注低分子右旋糖酐 500ml,以降低血液的黏稠度;②物理预防:该患者术后使用大腿型抗血栓袜;③药物预防:依诺肝素钠注射液 4 000U 皮下注射抗凝,口服阿司匹林 100mg 抑制血小板聚集。

4. 该患者如何正确使用阿司匹林?

答:阿司匹林有两种类型:普通型阿司匹林、肠溶型阿司匹林。该患者服用的是肠溶阿司匹林,应在餐前 30min 服用,整粒吞服,不建议嚼碎、研碎或掰开服用。用药期间密切观察患者有无不良反应,如恶心、呕吐,必要时使用胃黏膜保护剂如硫糖铝。注意观察大便颜色,防止胃肠道出血。在用药过程中若出现如心律不齐、低血压、头晕、耳鸣、出汗、头痛等症状(水杨酸反应),可能是慢性水杨酸盐中毒,此时应立即停药,并联系医生。同时在使用过程中应定期监测肝肾功能。若出现发绀、大汗、端坐呼吸、哮喘等表现(阿司匹林哮喘)立即停药并到医院就诊。

5. 该患者使用抗血栓袜后,双下肢为什么会出现水疱? 应该如何护理?

答:该患者对抗血栓袜材质过敏,所以皮肤出现水疱。护理措施:①该患者过敏反应仅发生在抗血栓袜防滑硅胶区域接触的皮肤,可将该防滑硅胶区域翻折或者用棉质材料做内衬,使之不直接与皮肤接触;②定期检查患者皮肤情况,做好皮肤清洁护理;③若患者出现抗血栓袜材质严重过敏现象应立即脱去,遵医嘱使用其他方法如 IPC 替代治疗。

（黄建业）

案例10 乳 腺 癌

一、案例资料

一般资料:患者,女,28 岁,血型:B 型 Rh 阳性,BMI:26.12kg/m²。

病史:患者 2017 年 1 月 14 日因左侧乳房肿块自然破溃、流脓,于当地医院就诊,予左侧乳房脓肿切开引流,病理活检提示:左乳低分化浸润癌,胸部 CT 提示:左乳腺癌伴双肺、双侧胸膜多发转移可能。2017 年 2 月 2 日在当地医院行全身化疗(多西他赛 60mg、环磷酰胺 0.4g、表柔比星 60mg),为进一步治疗,患者于 2017 年 2 月 14 日门诊拟"乳腺癌化疗"收治入院。入院查体:左侧乳腺肿瘤大小约 15cm×15cm,皮肤破溃,创面附着大量血性脓状分泌物流出伴异味,双上肢肢体活动正常,尾骶部皮肤完好。入院时患者主诉左侧乳腺有轻微疼痛,长海痛尺疼痛评分为 1 分。右上臂留置 PICC 导管一根,在位通畅。Caprini 血栓风险模型评分为高危。遵医嘱予以患者 TEC 方案化疗(多西他赛 120mg、环磷酰胺 0.8g、表柔比星 120mg),化疗期间患者主诉恶心不适、疲乏无力,自主活动减少,卧床休息,遵医嘱予抗血栓袜预防 DVT 发生。

二、血栓相关问题解析

1. 该患者 VTE 风险评分属于哪一等级?

答:根据 Caprini 血栓风险评估表(见表 3-2),针对住院患者基本情况、现病史、既往史、辅助检查、手术情况和女性患者孕期及生育等相关因素进行逐项评分,累加各项危险因素得分,计算总得分,明确 VTE 风险等级。该患者诊断为乳腺恶性肿瘤(2 分),留置中心静脉置管(2 分),卧床时间(1 分),BMI>25kg/m²(1分),合计 6 分,为 VTE 风险高危患者。

2. 该患者静脉血栓可能发生于哪些部位?

答:由于该患者住院化疗期间主要为卧床休息,且右上肢有 PICC 置管,因此,静脉血栓不仅可以发生于下肢深静脉,还可能发生于 PICC 置管静脉,即导致 PICC 相关性血栓形成。

3. 该患者发生静脉血栓的原因有哪些?

答:静脉血栓形成主要由血液高凝状态、血管壁损伤、血流缓慢三种因素导致。

可能导致该患者血液高凝状态的原因:①患者体内肿瘤细胞与巨噬细胞相互作用,可以促使血小板、Ⅻ因子及X因子激活,从而启动凝血级联反应,导致高凝状态。另外,肿瘤细胞可以释放促进血栓形成的物质(癌促凝物质),如半胱氨酸蛋白酶、组织因子及黏蛋白,能够激活凝血因子X而发挥促凝作用。②患者化疗期间,使用具有细胞毒药物(多西他赛、环磷酰胺、表柔比星),可直接影响凝血因子水平。

可能导致该患者血管壁损伤的原因:①肿瘤细胞可刺激单核细胞或巨噬细胞释放肿瘤坏死因子及白细胞介素Ⅰ等细胞因子,这些细胞因子可使内皮细胞坏死及脱落,损伤局部血管;②化疗药物也可直接损伤血管内皮;③PICC置管时可造成血管内皮机械性损伤,从而引起血液中纤维蛋白和血小板逐渐沉积在导管表面。

可能导致该患者血流缓慢的原因:①肿瘤占位效应压迫静脉血管的近心端;②化疗引起恶心、呕吐、纳差、疲乏无力等表现,可能带来患者体液摄入不足或丢失过多,导致体液量过少;③患者自主活动减少,卧床时间增加;④PICC置管后置管侧上肢自主活动受限制。

4. 如何判断该患者是否发生PICC相关性血栓?

答:确诊PICC相关性血栓形成的辅助检查:①血管超声检查:是诊断导管相关性血栓形成的首要选择。对于PICC置管患者,VTE风险评估高危或者D-二聚体升高时,应5~7d后重复评估。对于怀疑导管相关性血栓形成的患者应尽快(4h内)安排超声检查。②静脉造影:是诊断导管相关性血栓形成的金标准,但因其为有创操作,且可引起对比剂肾病等并发症,费用较超声检查高,因此不是首选的确诊检查方法。③临床症状:可结合患者临床症状加以判断,症状性导管相关性血栓形成可以表现为置管侧肢体或颈部疼痛、肿胀、皮温升高等,但临床症状不是确诊的依据。

5. 该患者应该如何预防PICC相关性血栓形成的发生?

答:①PICC置管前:应充分评估患者的年龄、疾病、治疗方案、既往史(疾病史、用药史、近期手术史)、家族史、血检验如血小板、凝血酶原时间等。②置管过程中:术中遵循无菌原则,选择上臂置管,减少穿刺次数,送管时动作轻柔、缓慢,避免反复送管。③置管后:选用10ml以上的注射器(除耐高压导管),采用脉冲式冲管、正压封管。导管固定牢靠,防止导管在血管内过度移动损伤血管内膜。④置管后:24h后开始在PICC穿刺点上方沿静脉走向预防性湿热敷,每日2~3次,每次20~30min,连续3d,可有效预防机械性静脉炎。⑤健康教育:指导患者置管侧肢体行握拳运动,鼓励患者多饮水,每日饮水量2 000ml,予以低脂、低胆固醇、低糖、高维生素饮食。

6. 该患者如果发生PICC相关性血栓形成,该如何处理呢?

答:急性期患肢抬高20°~30°,并制动10~14d,每日测量并记录患肢周径,并与健侧肢体比较,避免局部按摩、热敷。发生 PICC 相关性血栓后处理方法包括:①药物干预:血栓形成之后需要维持至少 3 个月的抗凝治疗,可以使用的药物有华法林、低分子肝素或普通肝素等。有症状的患者可应用尿激酶进行局部的溶栓治疗。②非药物干预:如果 PICC 导管功能完好并且仍有治疗需要,则不需要拔除导管,对于进展期的急性上肢静脉血栓形成患者,如果单纯抗凝药治疗失败或具有抗凝禁忌证,则需行介入治疗或者手术取出导管。

7. 该患者化疗期间应该如何预防下肢 DVT 发生?

答:该患者为 VTE 风险评估高危人群,故需采用多种预防措施联合预防 VTE 的发生,具体措施为:①基础预防:嘱患者多饮水,保证充足的血容量。卧床期间,指导患者行踝泵运动。病情允许条件下,鼓励患者下床活动。②物理预防:指导患者双下肢穿着抗血栓袜。③药物预防:化疗药物可破坏正常细胞,导致血细胞下降。充分评估该患者有无出血风险,遵医嘱使用抗凝药物,并做好药物不良反应观察。④病情观察:观察患者双下肢皮肤温度及皮肤色泽是否正常,有无疼痛、肿胀等表现。怀疑发生 DVT 时,尽早行下肢静脉超声检查,明确病情。

(陈　静)

案例 11　胃　占　位

一、案例资料

一般资料:患者,男,68 岁,血型:O 型 Rh 阳性,BMI:26.05kg/m^2。

病史:患者半月前无明显诱因呕血约 500ml,在当地医院行胃肠镜检查示:①胃多发性隆起灶;②溃疡性结肠炎。胃镜活检示幽门螺杆菌(helicobacter pylori,HP)阳性。为进一步治疗,于 2019 年 11 月 9 日门诊拟"胃癌、冠状动脉支架植入术后、高血压 3 级"收治入院。患者既往有高血压病史 20 余年,规律服用降压药物,血压控制在 120~140/70~90mmHg。2019 年 9 月曾行经皮冠状动脉腔内成形术,长期口服阿司匹林肠溶片 100mg 抗血小板聚集治疗,半个月前因呕血暂停服用,输全血 300ml。患者吸烟、饮酒史 50 余年。完善术前检查,患者于 2019 年 11 月 15 日在全麻下行腹腔镜辅助根治性全胃切除术+食管-空肠 Roux-en-Y 吻合术+脾脏切除术,病理结果显示中分化腺癌。留置导管 5 根,分别为鼻吸氧管、颈内静脉置管、鼻空肠管、腹腔引流管两根。术后禁食水,持续心电监护,术后 Caprini 血栓风险评估为超高危。遵医嘱予那屈肝素钙 0.4ml 皮下注射抗凝治疗,每日一次,同时给予抗感染、化痰、营养支持等治疗。患者术后血小板计数持续升高,术后第一天:251×10^9/L,术后第四天:369×10^9/L,术后第六天:474×10^9/L,术后第八天:647×10^9/L。

二、血栓相关问题解析

1. 该患者术前 Caprini 血栓风险评估为多少分?

答:根据 Caprini 血栓风险评估表(见表3-2),患者年龄68岁(2分),BMI>26.05kg/m^2(1分),溃疡性结肠炎(1分),胃部恶性肿瘤(2分),合计6分,属于血栓风险高危患者。

2. 该患者术前可导致 VTE 发生的影响因素有哪些?

答:可能与患者高龄、恶性肿瘤、吸烟及饮酒史有关。

3. 该患者术后 Caprini 血栓风险评分为什么为超高危?

答:根据 Caprini 血栓风险评估表(见表3-2),患者年龄68岁(2分),BMI>26kg/m^2(1分),胃部恶性肿瘤(2分),炎性肠病史(1分),1个月内或现在 PICC 置管或中心静脉置管(2分),腹腔镜手术(手术时间≥45min)(2分),合计10分,属于血栓风险超高危患者。

4. 该患者术后如何预防 VTE 的发生?

答:肿瘤患者发生 VTE 的风险较非肿瘤患者至少增加4~6倍,若无有效的预防措施,因肿瘤而行外科手术的患者中,DVT 和近端 DVT 的发生率分别高达40%~80%和10%~20%。该患者术后存在 VTE 发生的高风险,可采用基础预防联合物理预防、药物预防的方式预防 VTE 的发生。患者术后禁食水,遵医嘱予以合理补液。指导患者主动活动四肢,协助患者被动运动,床上翻身。为促进患者快速康复,鼓励该患者早期下床活动,因此,物理预防采用梯度压力袜,以方便患者活动。同时予以患者皮下注射低分子肝素,由于患者应用抗凝药物存在一定的出血风险(3个月内有出血事件,活动性消化道溃疡,复杂手术),故应密切监测有无出血并发症的发生。

5. 患者术后血小板计数为什么持续升高?

答:血小板升高常见原因有缺铁性贫血、恶性肿瘤、原发性血小板增多症、原发性骨髓纤维化等。该患者为胃癌患者,恶性肿瘤患者多有凝血机制异常,血小板计数增高是其表现之一。并且该患者行脾切除手术,脾切除后由于血小板在脾脏内破坏减少,术后2~3d 可见血小板计数增高,7~14d 达到最高峰,后逐渐下降,在术后1~2月内恢复正常。患者住院期间无出血事件发生,而为防止血栓形成,不建议应用止血药,同时动态评估血小板变化。

6. 患者抗凝治疗期间血小板计数升高观察要点有哪些?

答:该患者术后血小板计数连续升高,应定期监测血指标,注意血小板计数变化,观察患者相关的伴随症状。血小板计数升高可致患者血液呈高凝状态,警惕有无栓塞事件的发生。而应用低分子肝素预防血栓发生,但也具有一定的出血风险,同时,患者出血风险评估存在出血风险,故还应密切关注患者有无出血并发症的发生。

（张 闯）

案例 12 腹主动脉瘤

一、案例资料

一般资料：患者,男,66 岁,血型 O 型 Rh 阳性,BMI：$26kg/m^2$。

病史：患者 1 个月前因腹痛行 CTA 检查发现腹主动脉瘤,为进一步治疗,2019 年 3 月 20 日门诊拟"腹主动脉瘤"收治入院。患者既往有高血压病史,无吸烟、饮酒等嗜好。入院查体：腹部可扪及搏动性包块,双下肢皮肤温度、颜色、感觉正常,足背动脉搏动可触及,肢体活动正常,尾骶部皮肤完好。腹部疼痛长海痛尺评分为 1 分。Caprini 血栓风险评分为中危。完善各项术前检查,患者于 3 月 23 日在全麻下经左股动脉穿刺行腹主动脉瘤腔内隔绝术,术后安返病房,留置颈内静脉导管一根,遵医嘱予以持续心电监护 2d,穿刺侧肢体指导伸直制动 24h,伤口外观无渗血,双下肢末梢血运正常,长海痛尺疼痛评分为 0 分。术后 Caprini 血栓风险评分为高危,无出血风险,遵医嘱予以患者皮下注射依诺肝素钠注射液 4 000U 每 12h 一次。

二、血栓相关问题解析

1. 患者术前 Caprini 血栓风险评分为什么为中危?

答：根据 Caprini 血栓风险评估表（见表 3-2）,患者年龄 66 岁（2 分）,BMI>$25kg/m^2$（1 分）,合计 3 分,Caprini 血栓风险评分 3~4 分,属于中危。

2. 该患者术前生活可以自理,也可以自主活动,还需要进行血栓预防吗?

答：需要。针对该患者情况,责任护士应主要指导其进行基础预防和物理预防。该患者术前可自主活动,应指导患者在病区内进行适量活动;患者 BMI 偏高,宜进食低盐、低胆固醇、低脂、清淡饮食,注意控制体重;由于患者心功能正常,鼓励患者平时多饮水。ACCP 和国内多个学术组织颁布的指南均推荐,血栓风险评估为中危的患者需要穿着梯度压力袜或者应用间歇充气加压装置来预防血栓,考虑该患者术前可下床活动,采取间歇充气加压装置预防血栓需要患者长时间卧床,对于此类患者进行该项治疗的依从性较差,因此建议患者术前穿着大腿型（长筒型）压力 I 级的梯度压力袜。

3. 该患者术后发生下肢 DVT 的危险因素有哪些?

答：高龄、肥胖、手术应激、手术后卧床制动致血流缓慢均是导致该患者术后可能发生 DVT 的原因。

4. 该患者术后为什么 Caprini 血栓风险评分为高危?

答:根据 Caprini 血栓风险评估表(见表 3-2),患者年龄 66 岁(2 分),BMI>25kg/m²(1 分),术后卧床时间(1 分),留置中心静脉置管(1 分),手术时间(2 分),合计 7 分,Caprini 血栓风险评分 5~8 分,属于高危。

5. 该患者术后还需要使用物理预防措施来预防 VTE 吗?

答:需要。患者术后 Caprini 血栓风险评分为高危,ACCP 和国内相关指南均推荐,血栓风险评估为高危的患者,应采用药物措施联合物理预防措施如梯度压力袜或间歇充气加压装置进行血栓预防。故遵医嘱指导患者穿着梯度压力袜或应用间歇充气加压装置,通过向腿部施加压力,促使下肢静脉血流加速,减少血液的淤滞,降低下肢 DVT 发生、发展的风险。使用期间告知患者及家属相关注意事项,有不适及时通知医护人员。

6. 该患者术后卧床期间应如何指导进行下肢活动以预防血栓形成?

答:患者行腔内手术治疗,术后穿刺侧肢体需要伸直制动至少 6h,卧床休息至少 24h,以防止出血或血肿的发生。卧床期间可指导并协助患者行轴线翻身,鼓励患者行踝泵运动,以促进下肢静脉血液回流,预防血栓形成。在患者病情允许的情况下,鼓励患者早期下床活动。

7. 该患者术中使用了肝素,术后为什么还需要使用低分子肝素?

答:患者行腹主动脉瘤腔内隔绝术,术中全身肝素化以防止手术相关的动脉血管内血栓形成;而术后由于大动脉血流速度快,支架内附壁血栓形成风险较低,术后通常无须为了预防动脉内血栓形成而抗凝。但该患者术后血栓风险评分为高危,根据 ACCP 推荐,为预防术后下肢 DVT 的发生,故继续应用低分子肝素抗凝治疗。

8. 该患者术后无出血的征象,还需要评估出血风险吗?

答:该患者术后皮下注射依诺肝素钠注射液抗凝治疗,应用抗凝药物前必须进行出血风险的评估,以警惕患者出血相关并发症的发生,保证患者用药安全。

9. 患者术后皮下注射依诺肝素钠注射液有哪些注意事项?

答:①应用期间应注意观察患者有无局部或全身出血倾向,例如,伤口有无出血或血肿形成,每日注射点有无瘀斑形成,有无全身的出血点,有无便血、呕血等消化道出血的表现,有无血尿等泌尿系统出血的表现及脑出血的发生;②患者术中全身肝素化,加之术后应用低分子肝素抗凝治疗,应遵医嘱进行血检验,检查内容包括凝血功能、血常规(血红蛋白及血小板计数),必要时监测肾功能情况;③指导患者避免碰撞,防止跌倒的发生。

(植艳茹)

案例 13　妊娠合并子宫肌瘤

一、案例资料

一般资料：患者，女，34 岁，血型：B 型 Rh 阳性，BMI：26.24kg/m²。

病史：患者因停经 34⁺⁴ 周，阴道流液 4h，于 2019 年 11 月 14 日急诊拟"孕 34⁺⁴ 周，G_2P_1（妊娠 2 次，分娩 1 次），先兆早产，胎膜早破，妊娠合并子宫肌瘤"收入科。患者既往月经规律，2010 年平产一女婴，2018 年 5 月外院 B 超示：子宫前壁肌壁间大小约 88mm×79mm×48mm 低回声团，考虑子宫肌瘤，予定期复查。入院查体：患者生命体征正常，胎心 140 次/min，全腹膨隆，宫高 34cm，腹围 105cm，胎方位左枕前，无宫缩，胎先露头，先露浮，子宫口开指尖，胎膜已破，羊水中等量，色清。患者双下肢轻度水肿，Caprini 血栓风险评估为中危。入院后给予一级护理，绝对卧床，予预防感染、促胎肺成熟治疗。于 11 月 16 日因"妊娠合并子宫肌瘤，胎膜早破"在腰麻硬膜外联合麻醉下行子宫下段剖宫产术+子宫肌瘤剥除术，术中出血量 600ml，给予输注红细胞悬液 400ml，血浆 200ml。术后安返病房，并行消炎、促宫缩、营养治疗，术后 Caprini 血栓风险评估为高危。手术当天给予间歇充气加压治疗，术后第一天遵医嘱予依诺肝素钠注射液 4 000U 皮下注射，每日 1 次。

二、血栓相关问题解析

1. 孕妇的 BMI 应该如何计算？

答：BMI＝体重（kg）/身高²（m²），对于孕妇来说要根据孕前的体重计算 BMI，根据孕前 BMI 可以估算出孕期体重增长范围（表 7-1）。该患者孕前体重为 65.5kg，身高 1.58m，BMI 为 26.24kg/m²，入院时体重为 78kg，超过了孕期推荐体重增长范围，孕期体重增加过多，会导致妊娠期并发症风险升高，如妊娠期糖尿病、妊娠期高血压等，也会显著增加胎膜早破的风险，同时也会增加巨大儿及新生儿低血糖的发生率等。

表 7-1　根据孕前 BMI 推荐孕期体重增长范围

孕前 BMI/（kg·m⁻²）		孕期体重增长范围/kg
体重不足	<18.5	12.5~18
标准体重	18.5~24.9	11.5~16
超重	25.0~29.9	7~11.5
肥胖	≥30.0	5~9

2. 该患者入院时 Caprini 血栓风险评估模型评分为多少分?

答:根据 Caprini 血栓风险表(见表 3-2),患者入院时评分为 4 分:BMI>25kg/m²(1 分),下肢肿胀(1 分),妊娠(1 分),卧床时间(1 分),属于血栓风险中危患者。

3. 该患者为什么有发生 DVT 的风险?

答:妊娠期患者体内雌激素及孕酮水平较高,促使凝血因子及血浆纤维蛋白原含量增加,抗凝血酶Ⅲ、蛋白 S 水平降低、纤溶酶原激活剂减少,从而导致该患者血液处于高凝状态。其次,孕期增大的子宫压迫下腔静脉,阻碍血液回流。患者因胎膜早破需要绝对卧床,活动减少,易导致血液淤滞。故该患者有发生 DVT 的风险。

4. 该患者术前可以采取哪些措施预防 VTE?

答:该患者因胎膜早破需要绝对卧床,可采取的预防措施包括基础预防和物理预防。基础预防措施有:指导患者进行床上活动如屈伸下肢、踝泵运动、变换体位等。评估孕妇及胎儿情况,情况稳定可嘱孕妇多饮水。物理预防方法主要为穿着梯度压力袜和应用间歇充气加压装置,增加下肢深静脉内血流速度和血流量。对于孕期是否采用药物预防 VTE,根据 2015 英国皇家妇产科医师学会指南推荐,对于孕期存在 3 项及以上危险因素(年龄>35 岁,肥胖,产次≥3 次,吸烟,静脉曲张,本次妊娠发生子痫前期,辅助生殖技术(assisted reproductive technology,ART)/体外受精(in vitro fertilization,IVF),多胎妊娠,早产,胎死宫内,孕期手术,妊娠剧吐,制动,脱水,卵巢过度刺激等)的孕妇,需要考虑孕期使用低分子肝素预防血栓形成,该患者经评估可不使用药物预防。

5. 该患者术后发生 VTE 的危险因素有哪些?

答:该患者术后发生 VTE 的危险因素主要包括:BMI>25kg/m²、下肢肿胀、卧床、合并子宫肌瘤、剖宫产手术。

6. 该患者剖宫产术后应该如何预防 VTE?

答:剖宫产术后该患者 VTE 风险评估为高危,ACCP 和国内相关指南均推荐,血栓评估为高危患者,除基础预防外,还应采用药物预防和物理预防联合预防方法。该患者在腰麻硬膜外联合麻醉下行手术治疗,根据住院患者出血风险评估要求,腰穿、硬膜外麻醉术后 18h 内,有出血风险,因此,应用抗凝治疗时术后 24h 遵医嘱给予依诺肝素钠注射液 4 000U 皮下注射,每日 1 次。术后卧床期间给予患者间歇充气加压装置治疗,每日使用时间至少 18h,待患者能下床活动时改为穿着梯度压力袜。

7. 该患者术后使用低分子肝素预防 VTE,可以改为利伐沙班口服抗凝吗?为什么?

答:不可以改为利伐沙班口服抗凝。国内外指南均提出低分子肝素是产前和产后预防血栓形成的首选药物,对母乳喂养是安全的。且经动物实验发现,利伐沙班可以进入乳汁,由于缺乏人体试验,利伐沙班是否适用于哺乳期妇女尚未确定。因此,哺乳期使用低分子肝素的患者不可以随意更改成利伐沙班来抗凝。

8. 该患者在使用低分子肝素抗凝期间,观察要点有哪些?

答:①观察患者腰部麻醉穿刺部位有无渗血;②观察患者剖宫产手术伤口处有无出血或血肿形成;③患者在剖宫产手术的同时进行子宫肌瘤剥除,增加了产后出血的风险,术中已出血600ml,使用抗凝药物时更加需要密切关注子宫收缩情况及阴道出血情况,做好生命体征的监测,及时评估有无出血倾向;④观察注射点有无瘀斑形成,有无全身出血点,有无便血、呕血、血尿等情况。

9. 如果患者术后出现因抗凝药物使用带来的阴道出血,与产后恶露有什么不同?

答:产后随子宫蜕膜的脱落,含有血液、坏死的蜕膜等组织经阴道排出称为恶露。正常恶露根据颜色、内容物及出现持续时间不同分为血性恶露、浆液性恶露及白色恶露。产后3d内的恶露为血性恶露,色红;产后4~14d的恶露为浆液性恶露,淡红色;产后14d以后的恶露为白色恶露,总量为250~500ml。而因抗凝药物引起凝血功能障碍,造成的产后阴道出血通常表现为大量阴道出血或少量持续不断出血,血液不凝,不易止血,且同正常恶露相比出血量明显偏多,同时身体其他部位可见出血征象。另外,由于应用抗凝药物,可能导致血性恶露持续时间过长,应注意检查凝血功能情况,查明原因。

(黄菲菲)

案例14　子宫腺肌病

一、案例资料

一般资料:患者,女,51岁,血型:A型Rh阳性,BMI:29.47kg/m^2。

病史:患者因月经不规则2年余,间断阴道出血1个月余,2019年3月3日门诊拟"1.子宫腺肌病,2.下肢深静脉血栓形成,3.下腔静脉滤器置入术后,4.高血压病2级高危"收入院。患者既往病史:2017年2月因"月经过多"外院行清宫术,病理提示:子宫内膜单纯型增生过长。给予口服达英35+妈富隆(去氧孕烯炔雌醇片)+中药治疗5个月后停药。同年7月出现下肢肿胀、疼痛于外院血管外科就诊,诊断:下肢深静脉血栓形成,给予抗凝+下腔静脉滤器置入,口服利伐沙班抗凝治疗1年。2019年1月25日至今多次出现月经量增多。入院查体:T:36.8℃,P:88次/min,BP:150/92mmHg。患者双下肢皮温正常,足背动脉搏动可触及,无肿胀。妇科检查:子宫体前位,如孕4个月大小,压痛不明显,活动度固定,其他未触及明显异常。术前 Caprini 血栓风险评分为高危。完善术前检查,于 3 月 6 日在全麻下行经腹全子宫+双侧输卵管切除术。术后 Caprini 血栓风险评估为超高危。术后 24h 给予那屈肝素钙注射液 4 100U 皮下注射,每 12h 一次。患者术后第五天出院,2 周后血管外科门诊随访。

二、血栓相关问题解析

1. 妇产科患者产后发生 VTE 的常见因素有哪些?

答:妊娠妇女 VTE 发病率是非妊娠妇女的 4~50 倍,自妊娠早期开始,患者发生血栓的风险就有所增加,产后最高,尤其是产后 1 周。妇产科患者发生 VTE 高危因素有:制动(产前严格卧床≥1 周),手术产后出血≥1 000ml,既往 VTE 病史,子痫前期伴有胎儿生长受限,合并易栓症,有相关内科疾病病史(系统性红斑狼疮、心脏病、镰状细胞贫血),输血,产后感染,BMI≥30kg/m²,多次妊娠,吸烟>10 支/d 等。

2. 2017 年患者行清宫术,术后发生 DVT 的原因可能有哪些?

答:该患者清宫术后发生 DVT 的原因可能有:①患者 1 个月内阴道间断出血,加之术中失血,可致全身血容量不足;②术中特殊手术体位(仰卧位、截石位等)、术后需卧床制动等,患者活动量减少,引起下肢血流减慢;③手术应激引起体内凝血因子变化、纤溶活性降低;④术后患者服用激素类药物造成血小板聚集能力增强,血液淤滞。

3. 口服避孕药对于 VTE 形成有影响吗?

答:该患者在清宫术后口服达英 35+妈富隆治疗长达 5 个月。达英 35(炔雌醇环丙孕酮片)及妈富隆(去氧孕烯炔雌醇片)均为口服避孕药,含雌激素和孕激素。这类药物对凝血功能的影响主要是因为雌激素和孕激素对机体的作用。雌激素可促进纤维蛋白原、凝血因子(Ⅶ、Ⅳ 等)增多,抗凝血酶原(AT-Ⅲ)减少,从而使凝血功能亢进、血小板聚集能力增强,血小板对纤维结合蛋白、胶原蛋白的黏附性增加;孕激素可引起静脉扩张,降低静脉血流量,导致静脉淤血。因此,长期服用激素类药物可以增加患者发生 VTE 的风险。

4. 患者 2019 年至今出现月经量增多与服用抗凝药物利伐沙班有关吗?

答:利伐沙班可导致育龄期妇女发生月经过多的概率增加,但该患者已停用口服抗凝药半年,反复出现月经量增多主要考虑与子宫内膜面积增加,子宫肌层纤维增生使子宫肌层收缩不良、子宫内膜增生等因素有关。

5. 患者服用抗凝药物期间如何评估月经是否异常?

答:不同种类的抗凝药物均可能导致月经过多的发生。每周期月经量>80ml 或临床上因月经失血过多而对女性的生理、心理、社会或物质方面的生活质量造成干扰称为月经过多(heavy menstrual bleeding,HMB),常表现为经量明显增多、经血混合较多血凝块、经期时间延长等。

6. 该患者此次全麻术后 Caprini 血栓风险评分为什么为超高危?

答:根据 Caprini 血栓风险评估表(见表 3-2),患者年龄 51 岁(1 分),BMI: 29.47kg/m²(1 分),卧床(1 分),手术(1 分),VTE 病史(3 分),大型开放手术(2 分),故 Caprini 血栓风险评分合计 9 分,属于超高危。

7. 该患者术后应如何预防 VTE 的发生?

答:该患者术后主要使用基础预防、物理预防联合药物预防的方法预防 VTE 的发生。术后卧床期间指导患者床上活动,行踝泵运动,清淡饮食,补充营养,适量补液,维持全身血容量平衡。在患者病情恢复良好的情况下,鼓励患者尽早下床活动,家属搀扶,注意活动安全。协助患者穿着梯度压力袜,告知患者应用注意事项。遵医嘱予以患者皮下注射低分子肝素,观察患者有无出血等不良反应的发生。患者有 VTE 病史,期间严密观察患者有无 VTE 临床症状与体征,预防VTE 的复发。

(王小艺)

案例 15 左肾肿瘤

一、案例资料

一般资料:患者,男,64 岁,血型:O 型 Rh 阳性,BMI:24.89kg/m²。

病史:患者 2018 年体检发现左肾中部有囊实性回声,未行进一步检查。2019 年患者行肾动脉 CT 显示左肾占位,考虑左肾恶性肿瘤。为进一步治疗,于 2019 年 11 月 14 日门诊拟"肾占位性病变"收入院。患者既往有糖尿病病史,2 年前曾行冠状动脉支架植入术,术后长期口服阿司匹林。无吸烟、饮酒等嗜好。入院查体:血压 122/80mmHg,脉搏 72 次/min。Caprini 血栓风险模型评估为中危。完善各项术前检查,于 11 月 19 日在全麻下行腹腔镜左肾部分切除术,术后安返病房,留置鼻吸氧管、颈内静脉置管、左肾周引流管、尿管各一根,伤口外观干燥、无渗血渗液。予持续心电监护,卧床制动 3d。患者双下肢皮肤温度、皮肤颜色正常,足背动脉搏动好。颈内静脉置管接镇痛泵,长海痛尺疼痛评分为 2 分。术后 Caprini 血栓风险模型评估为超高危,遵医嘱给予患者依诺肝素钠注射液 4 000U 皮下注射,每天一次。患者术后肾功能正常。

二、血栓相关问题解析

1. 该患者围手术期血栓风险评分为多少分?

答:①入院评估:根据 Caprini 血栓风险评估表(见表 3-2),该患者发生 VTE

风险评估得分为:年龄 64 岁(2 分),患有恶性肿瘤(2 分),共计 4 分,为血栓中危患者;②术后评估在入院评估基础上增加:卧床(1 分),留置中心静脉置管(2分),进行大型开放手术(手术时间≥45min)(2 分),其他原因导致下肢制动(1分),共计 10 分,为血栓超高危患者。

2. 患者入院时服用阿司匹林,围手术期需要停用吗?

答:美国泌尿外科学会(American Urological Association,AUA)和国际泌尿外科疾病咨询委员会(International Consultation on Urological Disease,ICUD)于 2014年联合制定的泌尿外科抗栓治疗手术患者管理指南指出,金属支架置入后 3 个月内或药物涂层支架置入后 12 个月内接受双联抗血小板治疗的患者,不应在泌尿外科手术前或术后 3 个月内停用双联抗血小板治疗,如果出血风险较小,建议停用氯吡格雷、普拉格雷或替卡瑞尔,可继续使用阿司匹林。对于那些有心脏危险因素的患者,可以在围手术期继续单独服用小剂量阿司匹林,而不会增加大出血的风险,因此该患者围手术期可以继续服用阿司匹林。对于没有特定适应证服用小剂量阿司匹林的患者可以有选择地安排时间,在医生建议时间内停止使用抗血小板药物。而对于高出血风险的泌尿外科手术,推荐桥接治疗。

3. 该患者术后如何预防 VTE 的发生?

答:该患者由于手术因素,导致体力减弱,加之伤口疼痛,术后活动量减少,另外,患者伤口创面大,为减少出血,术后采取制动,极大增加了患者 VTE的发生风险。而肾功能不全也会增加 VTE 的发生率,注意监测患者肾功能指标。

根据患者病情,患者术后主要采取药物预防为主,给予依诺肝素钠注射液4 000U 皮下注射。用药期间注意观察患者伤口引流,有无活动性出血的发生以及伤口敷料渗出的改变。同时,每日根据患者的出入量补充水、电解质,防止因血容量不足引起的血液高凝状态。指导家属帮助患者正确穿着梯度压力袜和被动按摩双下肢,以减少静脉血栓的形成。

4. 不同手术方式的肾部分切除术围手术期应如何预防 VTE 的发生?

答:对于开放性肾部分切除术患者,建议采取药物预防和物理预防;对于腹腔镜肾部分切除术患者,若为静脉血栓高危人群,建议采取药物预防,中低危人群建议物理预防;对于机器人肾部分切除术患者,静脉血栓中、高危人群建议药物预防,低危人群建议物理预防。

5. 泌尿外科围手术期常见抗血栓药物如何使用?

答:欧洲泌尿外科学会(European Association of Urology,EAU)泌尿外科围手术期抗血栓药物使用原则建议:推迟手术至不需要使用抗血栓药物;使用替代抗血栓药物,进行桥接治疗;手术前停用,术后恢复使用。

(1) 术前各类药物停药时间(结合个体方案,出血风险较低时可继续服用):抗凝剂:华法林术前 3~5d,新型口服抗凝药物术前 1~3d,低分子肝素钠术前 12~24h,普通肝素术前 12h;抗血小板聚集药物:术前 5d(阿司匹林 3~7d)。

（2）术后恢复用药时间:使用抗凝药物和抗血小板聚集药物均可在术后出血不再严重时恢复药物治疗,通常为术后 4d 恢复用药。

使用抗血小板聚集药物的患者,金属支架置入术后 6 周内、药物涂层支架置入术后 6 个月内、卒中 1 个月内及短暂性脑缺血发作,建议延迟手术继续抗血小板聚集治疗,直至出现手术适应证。使用抗凝治疗的新发 VTE 患者,建议手术延迟 1 个月,至少 3 个月。

（彭春雪）

案例 16　下肢深静脉血栓形成

一、案例资料

一般资料:患者,男,66 岁,血型:AB 型 Rh 阳性,BMI:22.56kg/m²。

病史:患者因突发左下肢疼痛伴肿胀 1d,于 2019 年 8 月 17 日至急诊就诊。入院查体:患者左下肢肿胀以大腿显著,皮肤张力高,皮肤温度略高,腓肠肌无压痛,双侧足背动脉搏动可触及。患者既往有高血压病史 20 余年,口服拜新同,血压控制平稳;8 年前行冠状动脉支架植入术,长期口服阿司匹林、硫酸氢氯吡格雷;糖尿病史 20 年,口服消渴丸,血糖控制平稳。2019 年 8 月 2 日患者因"胃溃疡、消化道大出血"住院,长期卧床,由于外周血管条件差,留置左股静脉导管一根。8 月 15 日患者康复出院,拔除中心静脉导管。患者出院当天乘坐 4h 汽车回家,出院次日突发左下肢肿胀伴疼痛,至当地医院急诊。血检验示:D-二聚体1.16μg/ml。下肢血管 B 超提示:左下肢股总静脉至股浅静脉血栓形成。经血管外科医生会诊后在局麻下行下腔静脉滤器置入+经皮机械性血栓清除术,术后口服利伐沙班抗凝治疗。

二、血栓相关问题解析

1. 该患者因消化道出血住院期间可以给予哪些措施预防 VTE?

答:该患者入院后采用 Caprini 血栓风险表(见表 3-2)评分:年龄 66 岁(2分),留置左股静脉导管(2 分),卧床时间≥72h(2 分),共计 6 分,为血栓高危患者。该患者合并消化道出血,存在抗凝禁忌,因此不推荐采用药物预防方法,可采用基础预防联合物理预防的方法:①基础预防:控制患者基础疾病,病情允许的情况下,鼓励患者尽早下床活动,卧床期间可进行踝泵运动。患者禁食水,遵医嘱进行补液,扩充血容量。②物理预防:遵医嘱予以梯度压力袜或间歇充气加压治疗,促进下肢静脉回流。

2. **该患者为什么会发生左下肢 DVT?**

答:DVT 的发生与血管壁损伤、血液处于高凝状态、血流缓慢三大因素相关。该患者发生 DVT 的原因有:①患者消化道大出血,体液丢失可造成患者血容量不足,致使患者血液处于高凝状态;②患者住院期间左股静脉置管,有发生血管内皮机械性损伤的可能;③患者住院期间长期卧床,而后又乘坐长途汽车,久坐不动,导致下肢血流淤滞;④与左髂总静脉解剖结构有关,左髂总静脉位于右髂总动脉与骶骨之间,易受到压迫从而导致左下肢血流缓慢。

3. **患者左下肢发生血栓后应如何护理?**

答:嘱患者卧床休息,患侧肢体禁止按摩和热敷,防止血栓脱落引起肺栓塞。患者患肢肿胀,测量患侧与健侧周径,并做好标记,了解肿胀程度且方便与术后对比。评估患者肢体疼痛情况,必要时予止痛药物。观察患肢皮肤温度、皮肤颜色及足背动脉搏动情况。

4. **该患者为什么行经皮机械性血栓清除术?**

答:该患者诊断为股总静脉至股浅静脉段的急性血栓,临床分型上属于中央型 DVT,患者近期发生消化道大出血,存在溶栓禁忌,故行 PMT,其适应证包括:①急性期 DVT;②亚急性期中央型或混合型 DVT;③有溶栓禁忌证的 DVT;④重症 DVT(如股青肿等)。

5. **患者术后 VTE 风险评分为多少分?**

答:根据患者术后 Caprini 血栓风险评分表(见表 3-2),该患者危险因素为:年龄 66 岁(2 分),下肢肿胀(1 分),卧床时间≥72h(2 分),1 个月内进行中心静脉置管(2 分),VTE 病史(3 分),介入手术(2 分),合计 12 分。

6. **患者术后还需要预防 PTE 吗?**

答:需要。下腔静脉滤器可有效拦截直径较大的血栓脱落至肺动脉,但小于 4mm 的血栓仍可以通过滤器到达肺动脉导致 PTE。因此,术后需遵医嘱予以抗凝治疗,严密监测患者生命体征,观察患者有无胸闷、气短、胸痛、呼吸困难、咳嗽、咯血等症状。

7. **该患者术后出血因素有哪些,如何正确使用抗凝药物?**

答:该患者术后出血风险因素包括:3 个月内有出血事件发生,伴有活动性消化道溃疡。该患者消化道出血已控制,经评估,术后 VTE 复发风险高于出血风险,建议抗凝治疗。依据临床指南及患者实际病情,给予患者利伐沙班 15mg,每天两次,共 3 周,此后,20mg 每天一次至少 3 个月,并根据 DVT 的危险因素来决定长期治疗时间。如出血风险超过 VTE 复发风险,将剂量从 20mg 每天一次降低为 15mg 每天一次。15mg/片与 20mg/片剂量的利伐沙班,因生物利用度低,指导患者餐中服用效果更好。

8. **该患者术后与血栓相关的护理要点有哪些?**

答:①活动指导:指导患者穿着梯度压力袜,避免久站久坐。卧床休息时协助患者抬高患肢高于心脏 20~30cm,并行下肢主动伸屈活动,促进静脉回流。②饮食指导:合理补充水分,进食低脂、易消化、富含纤维素饮食,预防便秘。③患肢护理:每日定期观察患肢皮温、皮肤颜色及足背动脉搏动情况,评估患肢有无疼痛,并定期测量双下肢周径,了解肿胀缓解进度。④用药观察:术后遵医嘱服用抗凝药物,患者有消化道出血病史,服药期间应密切监测有无复发,若出现呕血或呕吐咖啡样物、咯血、血尿或黑便时应立即汇报医生,进行相关处理。

(曾梦容)

案例 17　肺血栓栓塞症

一、案例资料

一般资料:患者,男,68 岁,血型:AB 型 Rh 阳性,BMI:30.52kg/m^2。

病史:患者因突发咳嗽、胸闷伴气急 2h 由 120 送至急诊,入院时查体:神志清楚,体温 36.5℃,血压 98/60mmHg,呼吸 38 次/min,SpO$_2$ 86%,心率 130 次/min,双肺呼吸音粗,双上肢肌力 5 级,双下肢肌力 4 级,肌张力正常,按压双下肢呈凹陷性水肿,两侧无明显差异。患者家属代诉:一个月前患者因摔跤导致右下肢胫腓骨骨折,行石膏固定,卧床休息。3d 前拆除石膏,可轻微活动。发病当天下午久坐打麻将 4h,起身后突感呼吸困难,胸闷气急。患者既往有心脏病病史十余年,吸烟史 30 年。入院后心电图示:窦性心动过速,Ⅲ导联异常 Q 波。心脏彩超示:右心房增大,三尖瓣中度反流,少量心包积液。血检验示:BNP(B 型脑钠肽)668pg/ml,肌钙蛋白 0.543μg/L,D-二聚体 2.2μg/ml。动脉血气分析示:pH 7.24,PaCO$_2$ 36.1mmHg,PaO$_2$ 47.1mmHg。肺动脉 CTA 检查示:右肺上叶肺动脉血栓栓塞,诊断为"肺血栓栓塞症"。入院后予以心电监护,高流量氧气吸入,低分子肝素钠抗凝和阿替普酶溶栓治疗。

二、血栓相关问题解析

1. 该患者被送至急诊时,分诊护士应如何评估患者病情?

答:分诊护士测量患者生命体征,根据改良早期预警评分(modified early warning score,MEWS)评估患者病情危重程度,该患者心率 ≥130 次/min(3 分)、收缩压 81~100mmHg(1 分)、呼吸频率≥30 次/min(3 分)、体温 36.5℃(0 分)和意识清楚(0 分),MEWS 评分为 7 分,说明患者病情恶化的可能性较大。该患者发病前久坐,近期有骨科手术史,有心动过速、呼吸困难、胸闷等表现,依据简化 wells 评分≥2 分可判断为重度可能 PTE 症或 PE,安排其快速绿色通道救治。

2. 肺动脉栓塞(PE)和肺血栓栓塞症(PTE)的区别是什么?

答:肺动脉栓塞是指内源性或外源性栓子堵塞肺动脉或其分支引起肺循环障碍的临床和病理生理综合征,简称肺栓塞。其中最主要、最常见的类型为肺血栓栓塞症,即栓子为血栓的肺动脉栓塞。当然,肺动脉栓塞还包括其他类型,如脂肪栓塞、羊水栓塞、空气栓塞、异物栓塞和肿瘤栓塞等。肺动脉栓塞后发生肺出血或坏死者称肺梗死。病变起源于肺动脉原位者称肺动脉血栓形成。

3. 对高度疑似肺血栓栓塞症(PTE)的患者,应如何确诊?

答:急性 PTE 临床表现多种多样,均缺乏特异性,容易被忽视或误诊,影像学检查是确诊的重要依据,实验室及其他检查可以综合判断病情。影像学检查主要包括肺动脉造影和 CT 肺动脉造影。

肺动脉造影是 PTE 诊断的"金标准",其敏感度及特异性均较高。直接征象有肺血管内造影剂充盈缺损,伴或不伴轨道征(部分或完全包围在不透光的血流之间)血流阻断,间接征象为肺动脉有造影剂缓慢流动,局部低灌注,静脉回流延迟等。但是由于肺动脉造影是一种有创检查,可引发致命性并发症,在临床应用中需要严格掌握适应证。

CTPA 可直观地显示肺动脉内血栓形态、部位及血管堵塞程度,对 PTE 诊断的敏感性和特异性均较高,且无创、便捷,目前已成为确诊 PTE 的首选方法。其直接征象为肺动脉内充盈缺损,表现为轨道征,或呈完全充盈缺损,远端血管不显影;间接征象包括肺野楔形,条带状密度增高影或盘状肺不张,中心肺动脉扩张及远端血管分支减少或消失等。

4. 对于确诊或疑似 PTE 患者,行各种检查需做哪些准备?

答:①充分评估:患者生命体征和意识状态,是否进行循环、呼吸支持等,明确检查时间;②沟通解释:医患、医护及与接收科室沟通,并与患者或家属签订风险告知书;③充分准备:选择具有应急抢救能力的医护人员护送患者,并备好必需仪器设备(如心电监护仪、简易呼吸器等)和急救药品(如肾上腺素、多巴胺等),通知检查科室做好接收准备,尽量在患者病情相对平稳时转运外出;④专人陪同:在外出检查过程中医护人员实时监测患者病情变化,尽量避免途中颠簸。

5. 该患者确诊为 PTE 后,应如何护理?

答:①嘱患者绝对卧床休息,保持安静,避免用力;②给予心电监护,高流量吸氧,纠正低氧血症,必要时准备无创呼吸机或机械通气;③备好抢救物品,建立两条静脉通道,遵医嘱使用抗凝、溶栓药物;④密切观察患者生命体征及意识、瞳孔、尿量、皮肤颜色、皮肤温度变化,有无咯血、下肢水肿等情况,观察其胸闷、憋气、发绀、胸痛等症状的改善情况,使用抗凝、溶栓药物期间观察其全身有无出血倾向或表现;⑤及时监测凝血指标及动脉血气指标,必要时做好外科取栓或腔内介入手术准备;⑥准确书写抢救记录,做好交接班。

6. 该患者确诊为 PTE 后,拟行溶栓治疗,可能使用的溶栓药物有哪些? 如何使用?

答:常用溶栓药物有链激酶、尿激酶和阿替普酶(rt-PA),具体用法见表 7-2。

表 7-2　肺栓塞患者溶栓药物使用方法

药物	用法
链激酶	①负荷量 25 万 U,静脉注射 30min,继续以 10 万 U/h 维持静脉滴注 12~24h;②快速给药:150 万 U 持续静脉滴注 2h
尿激酶	①负荷量 4 400U/kg,静脉注射 10min,继续以 2 200U/(kg·h)持续静脉滴注 12h;②快速给药:2 万 U/kg 持续静脉滴注 2h
阿替普酶	50mg 持续静脉滴注 2h

链激酶和尿激酶是第一代溶栓药,其作用机制是直接或间接激活纤溶酶原,使之转变为有活性的纤溶酶。但是此类药物溶栓速度较慢,且缺乏特异性,可导致全身纤溶亢进,引起严重出血。此外链激酶产自链球菌,具有一定的抗原性,易产生过敏反应。

阿替普酶是第二代溶栓药,是一种重组组织型纤溶酶原激活剂,其主要成分是糖蛋白,可通过赖氨酸残基与纤维蛋白结合,并激活与纤维蛋白结合的纤溶酶原,使之转变为纤溶酶。对纤维蛋白具有较高的选择性,是目前治疗急性心肌梗死、脑梗死以及肺动脉栓塞的最常用溶栓药。

7. 该患者应该如何进行 PTE 危险程度评估?

答:2018 年中华医学会颁布的肺血栓栓塞症诊治与预防指南指出,PTE 危险分层主要基于患者血流动力学状态、心肌损伤标志物及右心室功能等指标进行综合评估。高危 PTE:以休克和低血压为主要表现,即收缩压<90mmHg,或较基础值下降幅度≥40mmHg,持续 15min 以上。排除新发生的心律失常、低血容量性或感染性中毒所致的血压下降。中危 PTE:血流动力学稳定,但存在右心功能不全的影像学证据和/或心脏生物学标志物升高。低危 PTE:血流动力学稳定,不存在右心功能不全和心脏生物学标志物升高。该患者血流动力学稳定,但伴右心功能不全(心脏彩超示:右心房扩大,三尖瓣中度反流,BNP 升高),因此属于中危 PTE。

8. 该患者经积极治疗后症状好转,出院时应如何对其进行健康宣教?

答:①药物宣教:严格按医嘱使用抗凝剂,不得自行停药或减药。治疗期间还应注意观察是否有出血倾向,如出现牙龈出血、鼻出血、皮肤出现深紫色的瘀斑、瘀点、大便颜色变黑、血尿等。一旦发现以上症状应立即到医院就诊。②生活习惯宣教:戒烟,养成良好的饮食习惯,进食高蛋白、高维生素、高纤维的食品,少食油腻、高胆固醇食物,禁辛辣;因其右心功能不全,每日适量饮水;保持大便通畅。③运动宣教:完全康复后应适量运动,避免久坐打麻将,可进行散步等有氧运动增加肢体血流速度,减轻下肢血液淤滞,减少静脉血栓形成;乘坐飞机或其他交通工具长途旅行时应定期活动下肢或穿着梯度压力袜预防血栓形成。

9. PTE 会复发吗? 针对该患者需要注意什么?

答:研究发现,初发 PTE 后,尽管严格按照指南的危险分层给予患者有效治疗措施,其停用抗凝药物后最初的 1 年内复发的概率为 $10.1\% \sim 12.9\%$。而男性、高龄、免疫系统损伤、持续性右心功能不全、进展期肿瘤、基础心肺疾患等可能与 PTE 的复发相关。该患者为老年男性,生活习惯不健康,有冠心病病史,存在一定复发的可能,因此需加强宣教,并考虑予阿司匹林进行抗血小板聚集治疗。

(胡　敏)

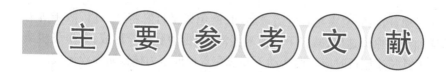

[1] MUÑOZ MARTÍN A J,Gallardo Díaz E,García Escobar I,et al. SEOM clinical guideline of venous thromboembolism (VTE) and cancer (2019) [J]. Clin Transl Oncol,2020,22(2):171-186.

[2] American Society of Anesthesiologists Committee. Practice guidelines for preoperative fasting and the use of pharmacologic agents to reduce the risk of pulmonary aspiration: application to healthy patients undergoing elective procedures [J]. Anesthesiology,2017,126(3):376-393.

[3] AORN Facility Reference Center Guidelines for Perioperative Practice: Venous Thromboembolism [EB/OL]. [2017-01-01]. https://www-aornguidelines-org. laneproxy. stanford. edu/guidelines/content? section id = 173731639&view = book#180192732.

[4] BAKCHOUL T,Greinacher A. Recent advances in the diagnosis and treatment of heparin-induced thrombocytopenia [J]. Ther Adv Hematol, 2012, 3 (4): 237-251.

[5] BARBAR S,NOVENTA F,ROSSETTO V,et al. A risk assessment model for the identification of hospitalized medical patients at risk for venous thromboembolism: the Padua Prediction Score [J]. J Thromb Haemost, 2010, 8 (11): 2450-2457.

[6] BATES S M,MIDDELDORP S,RODGER M,et al. Guidance for the treatment and prevention of obstetric-associated venous thromboembolism[J]. J Thromb Thrombolysis,2016,41(1):92-128.

[7] Blackwell Science-Asia. Graduated Compression Stockings for the Prevention of Post-operative Venous Thromboembolism. Evidence Summary[EB/OL]. The Joanna Briggs Institute EBP Database. JBI4320. (2001-01-01)[2019-01-18]. http://ovidsp. tx. ovid. com/FullTextService/CT%7B89d2b5e0c46f447c9bd9611568009 a653020c05a409fdffb74ddf35f3f7f8c6c%7D/JBI4320. pdf.

[8] CAPRINI J A. Risk assessment as a guide to thrombosis prophylaxis[J]. Curr Opin Pulm Med,2010,16(5):448-452.

[9] CAPRINI J A. Thrombosis risk assessment as a guide to quality patient care

［J］. Dis Mon,2005,51(2-3):70-78.

［10］ CASSIDY M R,ROSENKRANZ P,MCANENY D. Reducing postoperative venous thromboembolism complications with a standardized risk-stratified prophylaxis protocol and mobilization program［J］. J Am Coll Surg,2014,218(6): 1095-1104.

［11］ CHAN W S, REY E, KENT N E, et al. Venous thromboembolism and antithrombotic therapy in pregnancy［J］. J Obstet Gynaecol Can,2014,36(6): 527-553.

［12］ DECOUSUS H,TAPSON V F,BERGMANN J F,et al. Factors at admission associated with bleeding risk in medical patients:findings from the IMPROVE investigators［J］. Chest,2011,139(1):69-79.

［13］ DENNIS M, CASO V, KAPPELLE L J, et al. European Stroke Organisation (ESO)guidelines for prophylaxis for venous thromboembolism in immobile patients with acute ischaemic stroke［J］. Eur Stroke J,2016,1(1):6-19.

［14］ FALCK-YTTER Y,FRANCIS C W,JOHANSON N A,et al. Prevention of VTE in orthopedic surgery patients: Antithrombotic Therapy and Prevention of Thrombosis,9th ed: American College of Chest Physicians Evidence-Based Clinical Practice Guidelines［J］. Chest,2012,141(suppl 2):e278S-e325S.

［15］ FLEMING F,GAERTNER W,TERNENT C A,et al. The American society of colon and rectal surgeons clinical practice guideline for the prevention of venous thromboembolic disease in colorectal surgery［J］, Dis Colon Rectum, 2018,61(1):14-20.

［16］ FUENTES H E,PAZ L H,AL-OGAILI A,et al. Validation of a patient-completed Caprini risk score for venous thromboembolism risk assessment［J］. TH Open,2017,1(2):e106-e112.

［17］ GIBSON N S,SOHNE M,KRUIP M J,et al. Further validation and simplification of the Wells clinical decision rule in pulmonary embolism［J］. Thromb Haemost,2008,99(1):229-234.

［18］ GONZALEZ-DELGADO P,FERNANDEZ J. Hypersensitivity reactions to heparins［J］. Curr Opin Allergy Clin Immunol,2016,16(4):315-322.

［19］ GOULD M K,GARCIA D A,WREN S M,et al. Prevention of VTE in non-orthopedic surgical patients:antithrombotic therapy and prevention of thrombosis: American College of Chest Physicians evidence-based clinical practice guidelines［J］. Chest,2012,141(2):e227S-e277S.

［20］ OCAK G, VOSSEN C Y, LIJFERING W M, et al. Role of hemostatic factors on the risk of venousthrombosis in people with impaired kidney function［J］. Circulation, 2014, 129(6):683-691.

［21］ KAHN S R, LIM W, DUNN A S, et al. Prevention of VTE in nonsurgical patients:antithrombotic therapy and prevention of thrombosis: American College of Chest Physicians evidence-based clinical practice guidelines［J］. Chest, 2012, 141(2):e195S-e226S.

［22］ KEARON C, AKL E A, ORNELAS J, et al. Antithrombotic therapy for VTE disease(10th Edition of CHEST guideline and expert panel report)［J］. Chest, 2016, 149(2):315-352.

［23］ KEENE D J, WILLIAMSON E, BRUCE J, et al. Early ankle movement versus immobilization in the postoperative management of ankle fracture in adults:a systematic review and meta-analysis［J］. J Orthop Sports Phys Ther, 2014, 44 (9):690-701.

［24］ KHORANA A A, CARRIER M, GARCIA D A, et al. Guidance for the prevention and treatment of cancer-associated venous thromboembolism［J］. J Thromb Thrombolysis, 2016, 41(1):81-91.

［25］ KHORANA A A, KUDERER N M, CULAKOVA E, et al. Development and validation of a predictive model for chemotherapy-associated thrombosis［J］. Blood, 2008, 111(10):4902-4907.

［26］ KLOK F A, MOS IC, NIJKEUTER M, et al. Simplification of the revised Geneva score for assessing clinical probability of pulmonary embolism［J］. Arch Intern Med 2008, 168(19):2131-2136.

［27］ KONSTANTINIDES S V, MEYER G, BECATTINI C, et al. 2019 ESC Guidelines for the diagnosis and management of acute pulmonary embolism developed in collaboration with the European Respiratory Society(ERS)［J］. Eur Heart J. 2020, 41(4):543-603.

［28］ KUCHER N, KOO S, QUIROZ R, et al. Electronic alerts to prevent venous thromboembolism among hospitalized patients［J］. N Engl J Med, 2005, 352 (10):969-977.

［29］ KUDERER N M, LYMAN G H. Guidelines for treatment and prevention of venous thromboembolism among patients with cancer［J］. Thromb Res, 2014, 133suppl 2(2):S122-S127.

［30］ LE GAL G, RIGHINI M, ROY P M, et al. Prediction of pulmonary embolism in the emergency department:the revised Geneva score[J]. Ann Intern Med,2006,144 (3):165-171.

[31] LIEW N C,ALEMANY G V,ANGCHAISUKSIRI P,et al. Asian venous thromboembolism guidelines:updated recommendations for the prevention of venous thromboembolism[J]. Int Angiol,2017,36(1):1-20.

[32] LYMAN G H,BOHLKE K,KHORANA A A,et al. Venous thromboembolism prophylaxis and treatment in patients with cancer:American society of clinical oncology clinical practice guideline update 2014[J]. J Clin Oncol,2015,33 (6):654-656.

[33] MANDALA M,FALANGE A,ROILA F. Management of venous thromboembolism(VTE)in cancer patients:ESMO Clinical Practice Guidelines[J]. Ann Oncol,2011,22(Suppl 6):vi85-vi92.

[34] MCCAFFREY R,BISHOP M,ADONIS-RIZZO M,et al. Development and testing of a DVT risk assessment tool:providing evidence of validity and reliability [J]. Worldviews Evid Based Nurs,2007,4(1):14-20.

[35] National Institute for Health and Care Excellence. Venous thromboembolism in over 16s:reducing the risk of hospital-acquired deep vein thrombosis or pulmonary embolism[EB/OL]. [2018-03-21]. https://www. nice. org. uk/guidance/ng89/.

[36] National Institute for Health and Care Excellence. The geko device for reducing the risk of venous thromboembolism[EB/OL]. [2014-06-25]. https://www. nice. org. uk/guidance/mtg19. pdf.

[37] PARK J H,LEE K E,YU Y M,et al. Incidence and risk factors for venous thromboembolism after spine surgery in Korean patients[J]. World Neurosurg, 2019,128:e289-e307.

[38] PITTO R P,YOUNG S. Foot-pumps without graduated compression stockings for prevention of deep-vein thrombosis in total joint replacement:efficacy,safety and patient compliance:A comparative,prospective clinical trial[J]. Int Orthop,2008,32(3):337.

[39] PODDER V. Abdominal Surgery:Mechanical Prophylaxis for Venous Thromboembolism. Evidence Summary [EB/OL]. The Joanna Briggs Institute EBP Database. JBI20826. (2018-10-31)[2019-05-09]. http://ovidsp. dc1. ovid. com/Full TextService/CT%7B89d2b5e0c46f447cd4824ad26888e52428dc25e94251f7bd2f80cd 48729ef403%7D/JBI20826. pdf.

[40] POWERS W J,RABINSTEIN A A,ACKERSON T,et al. 2018 guidelines for

the early management of patients with acute ischemic stroke: a guideline for healthcare professionals form the American Heart Association/American Stroke Association[J]. Stroke,2018,49(3):e46-e110.

[41] PRIMIGNANI M. Portal vein thrombosis,revisited[J]. Dig Liver Dis,2010,42 (3):163-170.

[42] Queensland Clinical Guidelines Steering Committee, Statewide Maternity and Neonatal Clinical Network (Queensland). Venous thromboembolism (VTE) prophylaxis in pregnancy and the puerperium[EB/OL]. [2014-2-1](2014-10-1) https://www. health. qld. gov. au/_data/assets/pdf_file/0013/140035/s-VTE. pdf.

[43] ROGERS F B,SHACKFORD S R,HORST M A,et al. Determining venous thromboembolic risk assessment for patients with trauma: the Trauma Embolic Scoring System[J]. J Trauma Acute Care Surg,2012,73(2):511-515.

[44] ROGERS JR S O,KILARU R K,HOSOKAWA P,et al. Multivariable predictors of postoperative venous thromboembolic events after general and vascular surgery:results from the patient safety in surgery study[J]. J Am Coll Surg, 2007,204(6):1211-1221.

[45] SACHDEVA A,DALTON M,LEES T. Graduated compression stockings for prevention of deep vein thrombosis[J]. Cochrane Database Syst Rev, 2018, 11 (11):CD001484.

[46] Scottish Intercollegiate Guidelines Network. Prevention and management of venous thromboembolism:A national clinical guideline[EB/OL]. [2010-12-10] (2014-10-15). https://www. sign. ac. uk/assets/sign122. pdf.

[47] HAJIBANDEH S, HAJIBANDEH S, ANTONIOU G A, et al. Neuromuscular electrical stimulation for the prevention of venous thromboembolism[J]. Cochrane Database Syst Rev,2017,11(11):CD011764.

[48] SHETH R A,NIEKAMP A,QUENCER K B,et al. Thrombosis in cancer patients:etiology,incidence and management[J]. Cardiovasc Diagn Ther,2017,7 (Suppl 3):S178-S185.

[49] STANTON C,WRITER C. Guideline for prevention of venous thromboembolism [J]. Aorn J,2017,106(3):7-9.

[50] VEDANTHAM S,GOLDHABER S Z,JULIAN J A,et al. Pharmacomechanical Catheter-Directed Thrombolysis for Deep-Vein Thrombosis[J]. N Engl J Med, 2017,377(23):2240-2252.

［51］ TRIPODI A,MANNUCCI P M. The coagulopathy of chronic liver disease［J］. N Engl J Med. 2011,365(2):147-156.

［52］ VILLA E,CAMMA C,MARIETTA M,et al. Enoxaparin prevents portal vein thrombosis and liver decompensation in patients with advanced cirrhosis［J］. Gastroenterology,2012,143(5):1253-1260.

［53］ WARKENTIN T E,ANDERSON J A. How I treat patients with a history of heparin-induced thrombocytopenia［J］. Blood,2016,128(3):348-359.

［54］ WATSON H G,KEELING D M,LAFFAN M,et al. Guideline on aspects of cancer-related venous thrombosis［J］. Br J Haematol,2015,170(5):640-648.

［55］ WILLIAMS K J,RAVIKUMAR R,GAWEESH A S,et al. A review of the evidence to support neuromuscular electrical stimulation in the prevention and management of venous disease［J］. Adv Exp Med Biol,2017,906:377-386.

［56］ TSUYUKI Y,YAMASHITA Y,MORIMOTO T,et al. Renal dysfunction and long-term clinical outcomes in patients with venous thromboembolism:from the command VTE registry［J］. Thromb Res,2020,187:39-47.

［57］ ZÖLLER B,JI J,SUNDQUIST J,et al. Alcohol use disorders are associated with venous thromboembolism［J］. J Thromb Thrombolysis,2015,40(2):167-173.

［58］ 郭爱敏,周兰姝. 成人护理学［M］. 北京:人民卫生出版社,2017.

［59］ 柏树令,应大君. 系统解剖学［M］. 8 版. 北京:人民卫生出版社,2013.

［60］ 中华医学会麻醉学分会. 2014 版中国麻醉学指南与专家共识［M］. 北京:人民卫生出版社,2014.

［61］ 李海燕,景在平,毛燕君,等. 血管外科实用护理手册［M］. 上海:第二军医大学出版社,2015.

［62］ 李海燕,陆清声,莫伟. 血管疾病临床护理案例分析［M］. 2 版. 上海:复旦大学出版社,2019.

［63］ 辛世杰,张健. 静脉学［M］. 沈阳:辽宁科学技术出版社,2018.

［64］ 陆信武,蒋米尔. 临床血管外科学［M］. 5 版. 北京:科学出版社,2018.

［65］ 朱建英,秦柳花,陈丽文,等. 骨科护理教学查房［M］. 3 版. 北京:科学出版社,2018.

［66］ 中国健康促进基金会血栓与血管专项基金专家委员会,中华医学会呼吸病学分会肺栓塞与肺血管病学组,中国医师协会呼吸医师分会肺栓塞与肺血管病工作委员会. 医院内静脉血栓栓塞症防治与管理建议［J］. 中华医学杂志,2018,98(18):1383-1388.

［67］ 中国静脉介入联盟,中国医师协会介入医师分会外周血管介入专业委员会.抗凝剂皮下注射护理规范专家共识［J］.介入放射学杂志,2019,28(8):709-716.

［68］ 中国临床肿瘤学会(CSCO)肿瘤与血栓专家共识委员会.肿瘤相关静脉血栓栓塞症的预防与治疗中国专家指南(2019版)［J］.中国肿瘤临床,2019,13(46):653-660.

［69］ 中国临床肿瘤学会肿瘤与血栓专家共识委员会.中国肿瘤相关静脉血栓栓塞症预防与治疗专家指南(2015版)［J］.中国实用内科杂志,2015,35(11):907-920.

［70］ 中国血栓性疾病防治指南专家委员会.中国血栓性疾病防治指南［J］.中华医学杂志,2018,98(36):2861-2888.

［71］ 中国医师协会介入医师分会,中华医学会放射学分会介入专业委员会,中国静脉介入联盟.下肢深静脉血栓形成介入治疗规范的专家共识(第2版)［J］.中华医学杂志,2018,98(23):1813-1821.

［72］ 中国医师协会心血管内科医师分会血栓防治专业委员会,中华医学杂志编辑委员会.肝素诱导的血小板减少症中国专家共识(2017)［J］.中华医学杂志,2018,98(6):408-417.

［73］ 中国医药教育协会急诊医学分会,中华医学会急诊医学分会心脑血管学组,急诊血栓性疾病急诊专家共识组.中国急性血栓性疾病抗栓治疗共识［J］.中国急救医学,2019,39(6):501-532.

［74］ 中国营养学会膳食指南修订专家委员会妇幼人群膳食指南修订专家工作组.孕期妇女膳食指南［J］.中华围产医学杂志,2016,19(9):641-648.

［75］ 中华医学会放射学分会.2011年下腔静脉滤器置入术和取出术规范专家共识［J］.介入放射学杂志,2011,20(5):340-344.

［76］ 中华医学会骨科学分会.中国骨科大手术静脉血栓栓塞症预防指南［J］.中华骨科杂志,2016,36(2):65-71.

［77］ 中华医学会骨科学分会创伤骨科学组.创伤骨科患者深静脉血栓形成筛查与治疗的专家共识［J］.中华创伤骨科杂志,2013,15(12):1013-1016.

［78］ 中华医学会呼吸病学分会肺栓塞与肺血管病学组,中国医师协会呼吸医师分会肺栓塞与肺血管病工作委员会,全国肺栓塞与肺血管病防治协作组.肺血栓栓塞症诊治与预防指南［J］.中华医学杂志,2018,98(14):1060-1087.

［79］ 内科住院患者静脉血栓栓塞症预防的中国专家建议写作组,中华医学会老年医学分会,中华医学会呼吸病学分会,等.内科住院患者静脉血栓栓

塞症预防中国专家建议（2015）[J].中华老年医学杂志,2015,34（4）:
345-352.

[80] 中华医学会外科学分会.中国普通外科围手术期血栓预防与管理指南
[J].中华外科杂志,2016,54（5）:321-327.

[81] 中华医学会外科学分会血管外科学组.深静脉血栓形成的诊断和治疗指
南（第三版）[J].中华普通外科杂志,2017,32（9）:807-812.

[82] 中华医学会心血管病学分会肺血管病学组.急性肺栓塞诊断与治疗中国
专家共识（2015）[J].中华心血管病杂志,2016,3（44）:197-211.

[83] 中华医学会心血管病学分会肺血管病学组.急性肺血栓栓塞症诊断治疗
中国专家共识[J].中华内科杂志,2010,49（1）:74-81.

[84] 郎景和,王辰,瞿红,等.妇科手术后深静脉血栓形成及肺栓塞预防专家共
识[J].中华妇产科杂志,2017,52（10）:649-653.

[85] 国际血管联盟中国分部护理专业委员会,中国医师协会腔内血管学专业
委员会.梯度压力袜用于静脉血栓栓塞症防治专家共识[J].介入放射学
杂志,2019,28（9）:811-818.

[86] NASS循证指南制作委员会.北美脊柱学会（NASS）循证临床指南:脊柱外
科手术抗血栓治疗的相关推荐[J].中国骨科临床与基础研究杂志,2012,
4（6）:466-469.

[87] 广东省医师协会加速康复外科医师分会.岭南结直肠外科手术麻醉的加
速康复外科临床操作规范专家共识（2016版）[J].中华胃肠外科杂志,
2017,20（4）:366-371.

[88] 陆清声,张伟,王筱慧,等.上海长海医院院内静脉血栓栓塞症预防指南
[J].解放军医院管理杂志,2018,25（11）:1032-1037.

[89] 陶雯,杨一萍,朱靓,等.2015NCS循证指南:神经危重症患者静脉血栓形
成的预防[J].中国卒中杂志,2016,11（10）:886-893.

[90] 高健,刘晓颖,史冬雷.《急诊危重症患者院内转运共识》解读——标准化
分级转运方案的实施[J].中国急救医学,2017,37（6）:485-487.

[91] 傅麒宁,吴洲鹏,孙文彦,等.《输液导管相关静脉血栓形成中国专家共识》
临床实践推荐[J].中国普外基础与临床杂志,2020,27（5）:1-7.

[92] 李春燕.美国INS2016版《输液治疗实践标准》要点解读[J].中国护理管
理,2017,17（2）:150-153.

[93] 钱海燕,俞梦越,卢长林.《75岁以上老年抗栓治疗专家共识》解读[J].中
国实用内科杂志,2017,37（11）:986-991.

[94] 姜睿璇,张娟,边立衡.2013年欧洲卒中组织关于颅内动脉瘤及蛛网膜下

腔出血管理指南[J].中国卒中杂志,2014,9(6):508-515.

[95] 刘真,孙瑜.妊娠期及产褥期静脉血栓栓塞疾病诊治:2015英国皇家妇产科医师学会指南解读[J].中华围产医学杂志,2017,20(12):841-844.

[96] 狄文,吴珈悦.妇产科静脉血栓栓塞症发生的高危因素[J].中国实用妇科与产科杂志,2018,34(7):714-717.

[97] 曾敬,尹德龙,赵洪普,等.阿司匹林预防髋膝关节置换术后静脉血栓栓塞症的研究进展[J].中华骨与关节外科杂志,2019,8(12):635-640.

[98] 李海燕,植艳茹,张玲娟,等.静脉血栓栓塞症物理预防措施的研究进展[J].护理研究,2019,33(20):3535-3539.

[99] 林小娟,张进华.静脉血栓防治相关出血风险评估模型研究进展[J].中国实用外科杂志,2019,10:1111-1113.

[100] 李燕,许秀芳,吴小艳,等.低分子肝素两种皮下注射方法不良反应的对照研究[J].介入放射学杂志,2018,27(1):83-86.

[101] 李燕,万莉,葛静萍,等.妊娠晚期下肢深静脉血栓形成患者抗凝剂皮下注射部位的研究[J].护理学杂志,2019,34(5):50-53.

[102] 李文东,李晓强,肖伦.下肢深静脉血栓治疗现状与趋势[J].中国实用外科杂志,2017,37(12):1354-1358.

[103] 吕波,薛锋,唐果,等.下肢骨折后深静脉血栓形成的影响因素分析[J].国际骨科学杂志,2018,39(6):373-377.

[104] 米玉红.急性肺血栓栓塞症的诊断与治疗规范及面临的问题[J].中国急救医学,2017,37(1):17-22.

[105] 山慈明,尹慧珍,杜书明,等.围手术期深静脉血栓形成的物理预防研究进展[J].中华护理杂志,2014,49(3):349-354.

[106] 宋丹萍,张瑞明,刘玮楠,等.快速康复对胰十二指肠切除患者术后早期血栓风险的影响[J].中华现代护理杂志,2019,25(2):141-145.

[107] 王金金,刁永云,倪元红,等.改良早期预警评分在急诊120患者分诊中的应用[J].护理学杂志,2013,28(9):11-12.

[108] 王莉,田静,杜凌艳,等.肿瘤患者PICC置管后发生静脉血栓的影响因素分析及护理对策[J].中华现代护理杂志,2016,22(21):2992-2995.

[109] 王首骏,王帅兵,王彤,等.乳腺癌术后发生下肢深静脉血栓的危险因素及血栓风险评估[J].中国临床肿瘤,2017,44(23):1199-1203.

[110] 王云,李丽,傅国宁.PICC患者发生静脉血栓的危险因素和预防的研究进展[J].护理管理杂志,2015,15(12):49-50.

[111] 吴洲鹏,赵纪春,马玉奎,等.老年人静脉血栓栓塞症的研究进展[J].中

国普外基础与临床杂志,2018,25(8):114-120.

[112] 朱红芳,汤磊雯,贺晓莉,等.抗凝剂皮下注射护理规范的循证实践[J].中华护理杂志,2015,50(1):33-37.

[113] 卢敏,戚悠飞,陈浩,等.妊娠晚期静脉血栓栓塞症的治疗及危险因素分析[J].中国普通外科杂志,2016,25(12):1773-1778.

[114] 许桐林,邱烽,蔡卫华.早期应用低分子肝素加阿司匹林预防肝硬化脾脏切除术后门静脉血栓形成[J].南京医科大学学报(自然科学版),2017,37(12):1644-1645.

[115] 颜京强,陈允惠,张鲲,等.Angiojet 机械吸栓辅助治疗急性下肢深静脉血栓形成[J].中国普外基础与临床杂志,2019,26(2):168-173.

[116] 张玮,周大明,李阳.低分子肝素防治肝硬化及其脾切除术后门静脉栓塞的系统评价和 Meta 分析[J].中华肝脏病杂志,2016,24(10):732-737.

[117] 张亚茹,赵笛.间歇充气加压装置在肿瘤病人围术期预防深静脉血栓形成中的应用[J].护理研究,2019,33(19):3387-3390.

[118] 张燕,朱红江,杨志勇,等.妇科手术患者深静脉血栓形成危险因素分析[J].解放军医药杂志,2019,31(5):90-92.

[119] 张银萍,崔焱,钱志慧.肺癌化疗患者 PICC 相关上肢深静脉血栓的危险因素分析[J].中华护理杂志,2016,51(4):434-437.

[120] 张鹰,李志伟,赵新,等.脾切除贲门周围血管离断术后患者门静脉系统血栓形成及肝功能评分[J].中华肝胆外科杂志,2018,24(7):446-449.

[121] 张震宇,郎景和.妇科手术后深静脉血栓形成及肺栓塞——必须重视的手术并发症[J].中华妇产科杂志,2017,52(10):654-656.

[122] 邝允勋,李佳玉,何海龙,等.Caprini 风险评估模型预测恶性肿瘤住院患者深静脉血栓形成的确证性研究[J].中国肿瘤临床,2019,46(13):682-685.